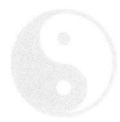

Tausend Wege zu einem langen Leben

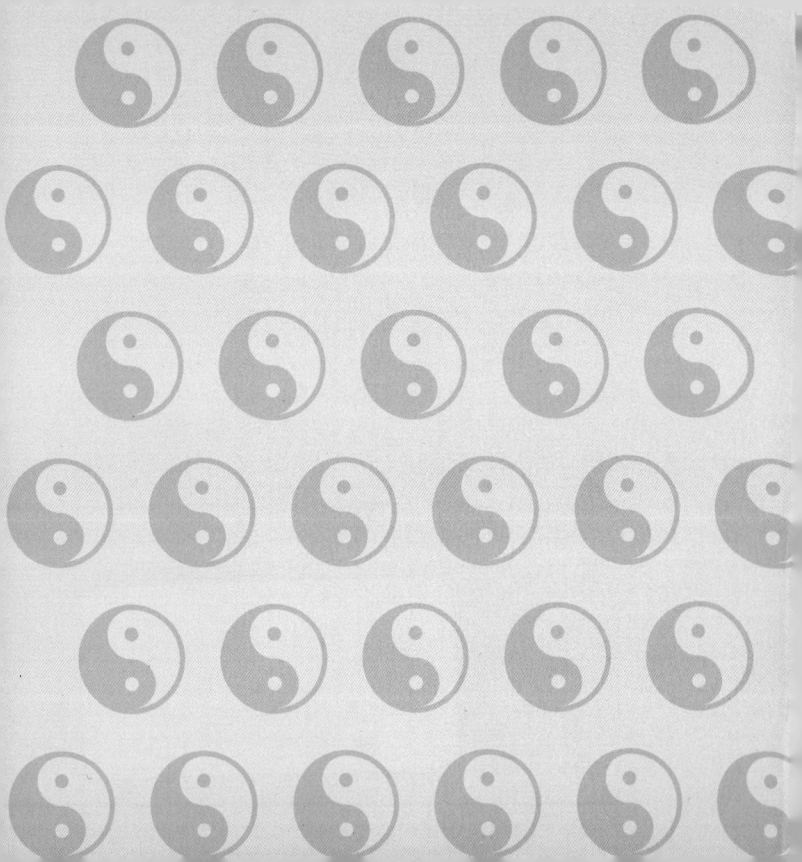

Tausend Wege zu einem
langen Leben

David Baird

arsEdition

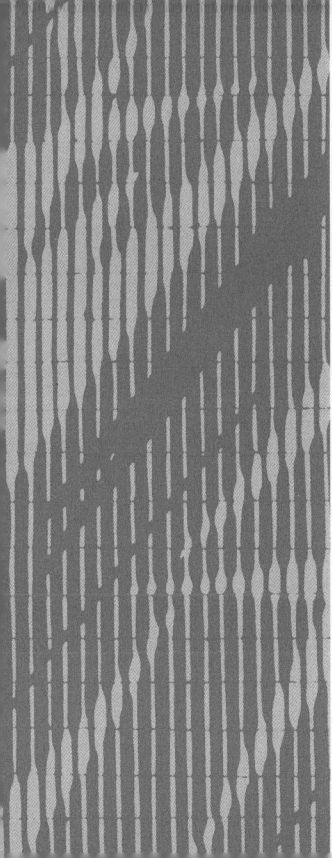

Inhalt

Einführung 6

Was ist Leben? 8

Wozu sich sorgen? 66

Mut und Humor 130

Zeit zu lernen 178

Jung und Alt 242

Grundsätzliches 290

Philosophisches 354

Wunderbares Alter 402

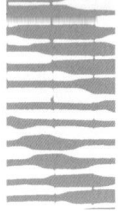

Einführung

Jeder von uns besitzt etwas ganz Wunderbares ...
das Leben! Was sollen wir damit anfangen und
wie lange wird es dauern? Die Qualität und Länge
eines Lebens hängt von so vielen Faktoren ab: die
genetische Ausstattung unserer Spezies; die
Erbanlagen in unserer Familie; unser soziales
Umfeld; unser persönlicher Lebensstil; unser
Verhalten und manchmal auch unser Zugang zu
medizinischen Technologien oder dessen Fehlen.
Manche Dinge können wir kontrollieren, viele nicht.
Ein langes Leben scheint eine Frage des Glücks und
der richtigen Lebensführung zu sein. Wenn wir uns
nach dem momentan vorherrschenden medizinischen
Denken richten, gesund essen, uns ausreichend

bewegen, uns Zeit für die Entspannung von Körper und Seele nehmen und, vor allem, das Leben genießen, dann haben wir gute Chancen.
Da wir nicht im Voraus wissen können, wie viel Zeit uns zugemessen wurde, wäre es müßig, unsere Lebenszeit damit zu verschwenden, dass wir uns Sorgen über ihre Länge machen. Seit Jahrhunderten beschäftigen sich Philosophen, Dichter, Wissenschaftler und Träumer mit dem Sinn des Lebens und mit der Frage, wie wir es verlängern können. In diesem Buch finden Sie sowohl neue Gedanken als auch Stimmen aus der Vergangenheit, die uns bei unserer Suche nach Antwort unterstützen können. Eines ist jedenfalls gewiss – es liegt an jedem von uns selbst, dafür zu sorgen, dass er sein Dasein hier auf Erden genießt, egal, wie lang die Reise dauert!

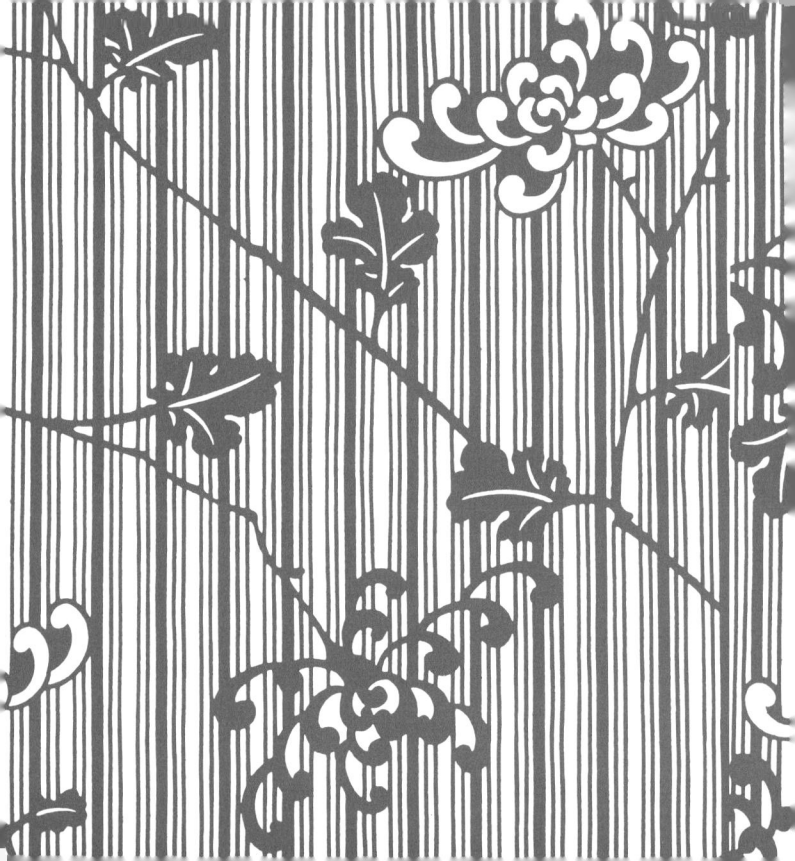

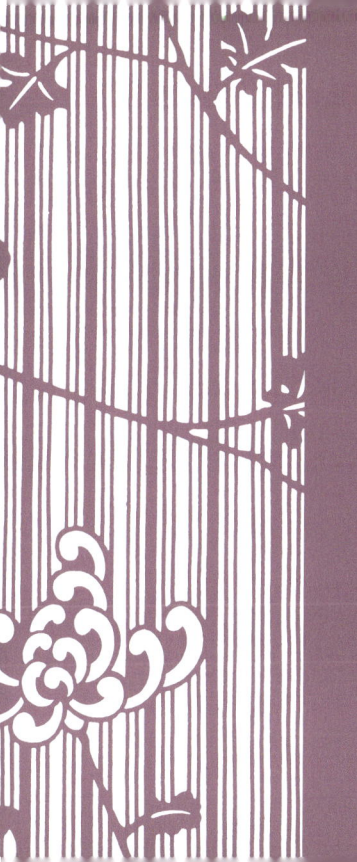

Was ist Leben?

Uns allen wurde ein Leben gegeben.
Wir können damit verfahren, wie es
uns gefällt – so lange, wie es dauert.

Leben heißt, es mit etwas zu tun zu haben – mit der Welt und mit sich selbst.

Wie lange ich lebe, liegt nicht in
meiner Macht; ob ich aber, solange
ich lebe, wirklich lebe, das hängt
von mir ab.

Der Sinn des Lebens besteht darin, seinem Leben einen Sinn zu geben.

Das Leben ist eine Sache
von Ursache und Wirkung.
Ein Leben ohne Ursache ist
ein Leben ohne Wirkung.

Haben wir einen
Grund zum Leben?
Die Antwortet lautet:
Ja, solange wir
lebendig sind.

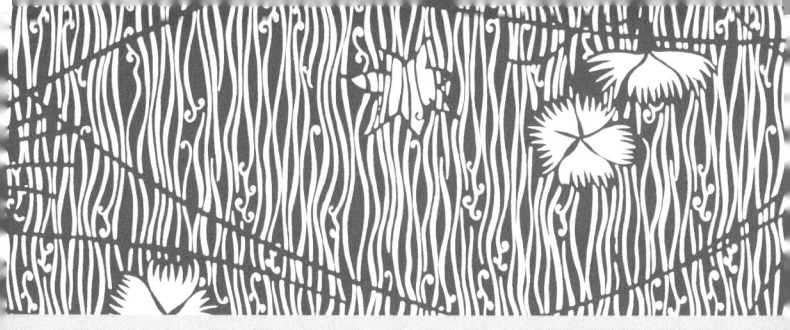

Fokussiere deine Wahrnehmung und finde heraus, welche Rolle dir im Rahmen des großen Plans aller Dinge zukommt.

Nicht durch die Luft zu fliegen oder über das Wasser zu laufen ist ein Wunder, sondern auf der Erde zu gehen.

Wenn wir morgens aufstehen mit der einzigen Absicht, die Welt zu verändern oder zu verbessern, dann wird unser Leben leiden.

Erwache mit dem Wunsch, die Welt zu genießen – auf diese Weise wirst du die Welt schon beim Aufwachen genießen.

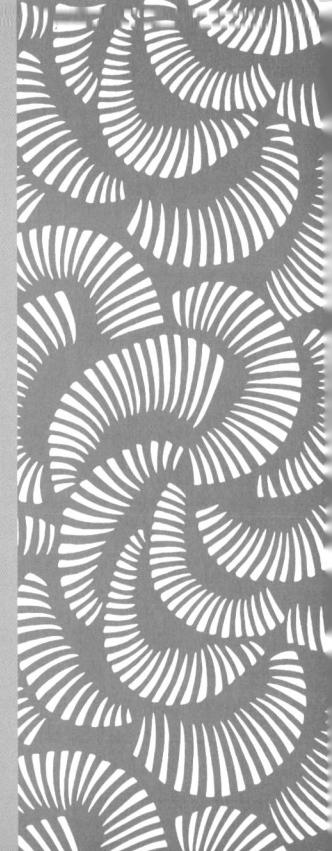

Wir sollten bereit sein, dieses Leben zu verlassen, wenn unsere Zeit gekommen und keine Unze Talent mehr übrig ist. Wir sollten alles aufbrauchen, was uns gegeben ist. Schließlich können wir nichts mitnehmen.

Leben – es gibt nichts Selteneres auf der Welt. Die meisten Menschen existieren, weiter nichts.

Oscar Wilde

Leben ist, wenn mehrere Milliarden Zellen zusammenkommen und sich entschließen, für eine Weile du zu sein. Genieße jeden einzelnen Augenblick und langweile deine Zellen nicht!

Solange es in unserem Leben ein Warum gibt, können wir beinahe jedes Wie ertragen.

Du wirst niemals leben, wenn du dein Leben damit verbringst, über den Sinn des Lebens nachzudenken.

Manche Leute gehen mit ihrem Leben um, als wäre es ein Trampolin aus Beton.

In dem Augenblick, in dem du entdeckst, dass nicht die Welt, sondern du dein Leben besitzt, wird dein Leben zu einer glänzenden Münze, die du ausgeben kannst, wofür du willst. Aber du kannst sie nur einmal ausgeben.

Ein kleines bisschen Sonnenschein, Freiheit und ein paar Blumen, das ist das Rezept für den Tag.

Reihe dich nicht ein in die Masse der stillen Depressiven, die jeden Tag in dem Glauben aufwachen, das Leben sei ein ständiger Konkurrenzkampf.

Das Leben ist ein harmloses Rätsel, das wir uns selbst durch unsere verrückten Versuche, es zu lösen, vergällen.

Die größte Krankheit unserer Zeit ist die Angst vor dem Leben.

Die verborgene Wahrheit über das Leben ist die: Es gibt keine verborgene Wahrheit über das Leben.

Der einzige Reichtum ist das Leben selbst. Das ist der größte Reichtum – verbrauche ihn, genieße ihn.

Die Leute reden von den Lebenshaltungskosten, aber was ist mit den steigenden Kosten für das Nicht-Leben?

Wir alle müssen das Leben meistern. Aber die einzige Art, es zu meistern, besteht darin, es zu lieben.

Das Leben hat eine irritierende Art, zurückgelehnt mit hochgelegten Füßen dazusitzen und uns dabei zu beobachten, wie wir uns abmühen, den Dingen einen Sinn zu geben.

Die ganze Welt ist eine Bühne ...
wir müssen nur herausfinden,
was gespielt wird.

Ein Kind bemisst den Erfolg des Tages
danach, wie grün die Knie seiner Hose
sind.

Für die meisten Menschen ist das
Leben wie schlechtes Wetter; sie
stellen sich unter und warten, bis es
vorüber ist.

Entschließe dich jetzt,
das Ende deines
Lebens nicht zu einem
Moment der Reue
werden zu lassen.
Oder sorge wenigstens
dafür, dass du das
Richtige bereust.

Das Leben ist eine
riesengroße Leinwand,
und du solltest ihm so
viel Farbe geben,
wie du nur kannst.

Danny Kaye

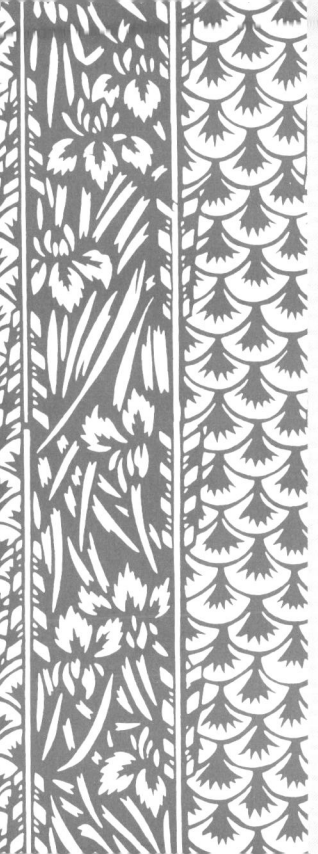

Wie kann jemand wirklich lebendig sein, der glaubt, dass wir aus der Dunkelheit heraus geboren werden – nass, nackt und hungrig, und dass die Dinge von diesem Moment an bergab gehen?

Das Leben ist eine wunderschöne Operettenmelodie, und wir verfassen das Libretto dazu.

Gott gießt Leben in den Tod und Tod in das Leben, ohne einen Tropfen zu verschütten.

Wir können nicht immer kontrollieren, was uns passiert. Aber wir können kontrollieren, was wir über das denken, was passiert. Und was wir darüber denken, ist unser »Leben« in jedem einzelnen Moment.

Jeder Tag ist eine neue Grobskizze zum Drehbuch unseres Lebens.

Das Leben hat keinen Sinn außer dem, den wir ihm geben.

Wozu sich quälen? Das Leben wird das für dich übernehmen, falls es das ist, was du willst.

Es gibt keinen
Reichtum außer
dem Leben.

John Ruskin

**Der Preis für eine Sache ist
die Menge Leben, die du
dafür eintauschst.**

Du kannst den Sinn des Lebens nicht erfahren, indem du jemand anderen fragst. Die einzige Möglichkeit, jemals die richtige Antwort zu bekommen, ist nicht zu fragen.

Der schnellste Weg zu einem unglücklichen Leben ist, sich Sorgen darüber zu machen, warum wir unglücklich sind.

Die Welt schuldet keinem von uns ein Leben – sie war zuerst da.

Warum suchen so viele von uns im Laufe ihres Lebens einen Therapeuten auf? Das Leben selbst ist der beste Therapeut.

Vier kleine Worte sind die Summe aus einer Million Fragen: Das Leben geht weiter.

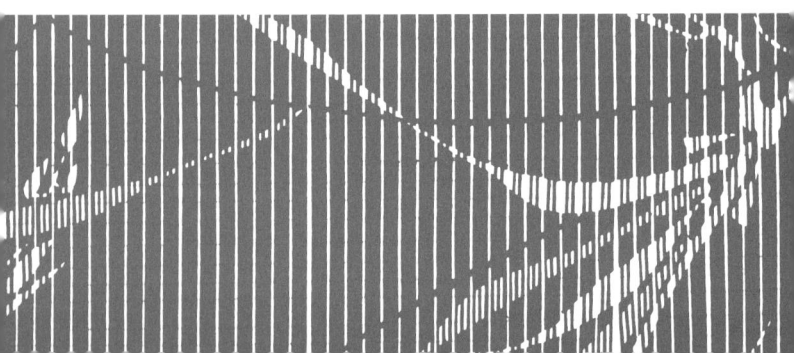

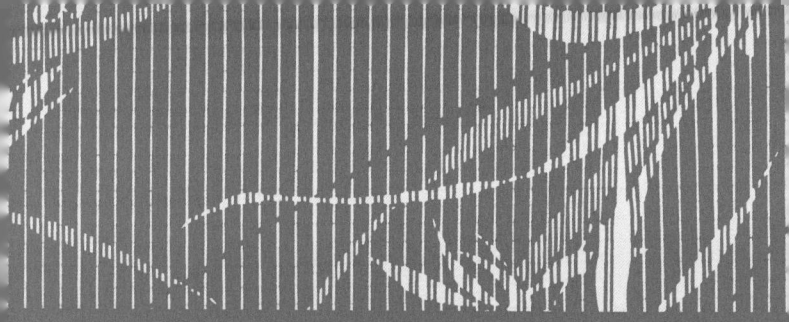

Das Problem heutzutage ist, dass wir alle nach einem Buch des Lebens suchen, bei dem die Antworten im Anhang stehen.

Wenn A gleich Erfolg ist, dann lautet die Formel: A = X + Y + Z, wobei X für Arbeit steht, Y für Zufall und Z für Mundhalten.

Albert Einstein

Manchmal sind Fragen wichtiger
als Antworten.

Wir sollten unserem Leben einen Sinn
geben und nicht darauf warten, dass
das Leben uns seinen Sinn preisgibt.

Wenn das Leben uns nur eine einzige
Möglichkeit bietet, dann ist es die
Gelegenheit, nach den Sternen zu greifen.

Alles, was wir je über diese riesige Sache,
die wir Leben nennen, wissen können, ist,
dass wir über sehr viele Dinge nur sehr
wenig wissen.

Die Wissenschaft ist damit beschäftigt, auf der Suche nach Antworten durch das Mikroskop zu schauen, aber was ist, wenn die Antwort auf dem Okular liegt?

Es gibt nur einen Unterschied zwischen einem langen Leben und einem guten Essen: Beim Essen kommen die süßen Sachen zuletzt.

Robert Louis Stevenson

Mit allem im Leben ist es so, dass man leichter hinein- als herauskommt.

Der Zusammenstoß unseres Lebens mit der Zukunft ist das, worauf wir uns jeden Tag freuen sollten.

Wenn wir gut sind, erwarten wir vom Leben, dass es uns fair behandelt; denke daran, wenn du versuchst, einem Stier, der auf dich losgeht, zu erklären, du seiest Vegetarier.

An manchen Tagen besteht die beste Ergänzungsmaßnahme für ein langes Leben in einem Ausflug in den Schönheitssalon.

Wenn wir ein gutes Gefühl uns selbst gegenüber haben, haben wir auch ein gutes Gefühl der Welt und unserem Leben gegenüber.

Mancher hat Angst, sein Leben wirklich zu leben, weil er Angst hat, es falsch zu machen.

Was ist das Leben?
Es ist das Aufblitzen eines
Leuchtkäfers bei Nacht.
Es ist der Atem eines Büffels im Winter.
Es ist der kleine Schatten, der sich
über das Gras legt und sich im
Sonnenaufgang verliert.

                                                Crowfoot

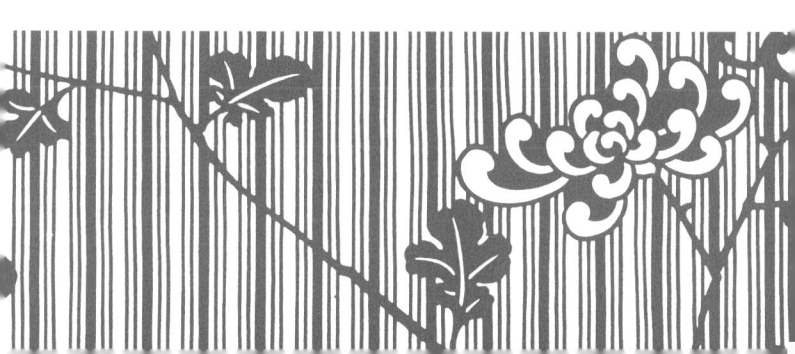

Das Leben ist eine Komödie, in der zu viele Tragödien-Darsteller mitspielen.

Nicht tot zu sein, bedeutet nicht unbedingt, lebendig zu sein.
                              E. E. Cummings

Das Leben ist eine Anstrengung, die einer besseren Sache würdig wäre.

Konzentriere dich um Himmels willen nicht auf die Vergangenheit, denn das Leben könnte sich vor und nicht hinter dir abspielen.

Der am weitesten entfernte Ort ist das Gestern.

Der am wenigsten erreichbare Ort ist das Morgen.

Wie viel Vergangenes kannst du festhalten und dabei noch in der Lage sein, die Gegenwart zu umarmen?

Alle Reichtümer der Welt können die Uhr nicht zurückdrehen.

Wenn du in Nostalgie verfallen bist, tu so, als ob das Heute schon vergangen wäre, dann geh hin und genieße es.

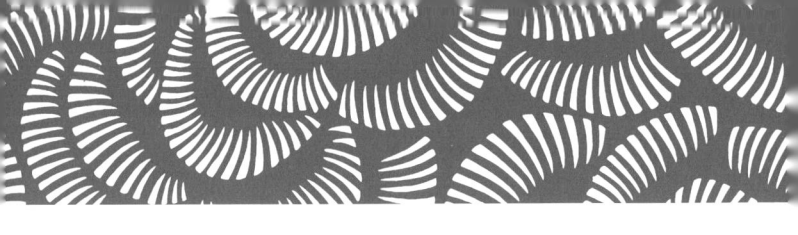

Für einige ist das Leben nur ein
Mittel, um den Tod zu vermeiden.

Die Vergangenheit ist nur ein
Hinweisschild auf die Zukunft.

Das Glück von gestern löst sich in Tränen
auf, wenn wir uns seiner im Glück eines
neuen Tages nicht erinnern können.

Was ist so gut an den guten alten Zeiten?
Auch diese waren nicht nur gut.

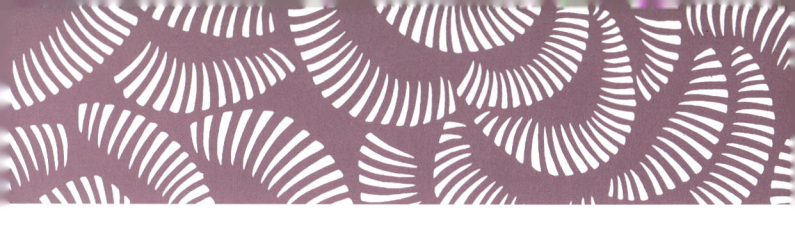

Wenn sich eine Tür schließt, öffnet sich eine andere. Die Tragik liegt darin, dass wir nach der geschlossenen Tür blicken, nicht nach der offenen.

      Alexander Graham Bell

Wenn du mit einem Auge die Vergangenheit und mit einem die Zukunft im Blick hast, wirst du im Heute schielen.

Zu viele stolpern in ihre Zukunft, während sie der Vergangenheit nachjagen.

Viele Menschen tragen im Heute die Last all ihrer Gestern und Morgen.

Nichts ist mehr wert als dieser Tag. Jetzt.

Erfreue dich der Dinge, die gegenwärtig sind; alles andere ist jenseits deiner Reichweite.

Michel de Montaigne

Es gibt keine Ewigkeit, wenn du dich nicht entschließt, im Heute zu leben.

Wie viele Jetzt enthält die Ewigkeit?

Wir können nur dann glücklich bis an unser Ende leben, wenn wir uns entschließen, es auf einer Von-Tag-zu-Tag-Basis zu tun.

Behandle jeden Tag wie ein wunderbares neues Geschenk. Deshalb bezeichnen wir das Gegenwärtige als präsent.

Ohne Fehler wäre das Leben langweilig.

Wenn der Tag mit uns fertig ist, sollten auch wir mit ihm fertig sein und unsere Fehler loslassen. Es ist nicht gut, einen neuen Tag mit der Last des Vergangenen zu beginnen.

Morgen ist ein neuer Tag; du solltest ihn
gelassen beginnen und zu gut gelaunt,
um dich mit altem Unsinn zu belasten.

        Ralph Waldo Emerson

Alles, was existiert, existiert in der Gegenwart.

Die Welt ist voll von Leuten, die sich
auf das Leben vorbereiten, aber nie
wirklich leben.

Sei wie ein Kind.
Kinder genießen das Jetzt.

Der Preis für die Sorgen über das, was
sein könnte und was hätte sein können,
ist, dass man das übersieht, was ist.

Schaust du im Zorn zurück?
Gehst voller Furcht voran?

**Sorge ist unsere Brücke in die
Zukunft; Depression unsere Brücke
in die Vergangenheit.**

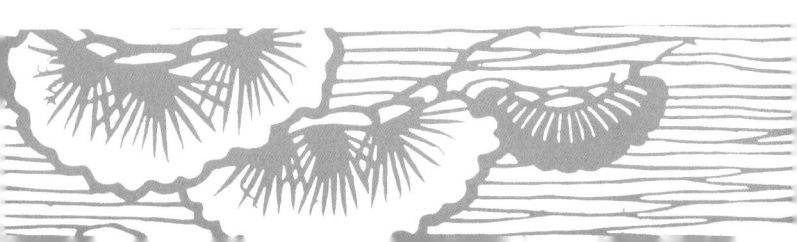

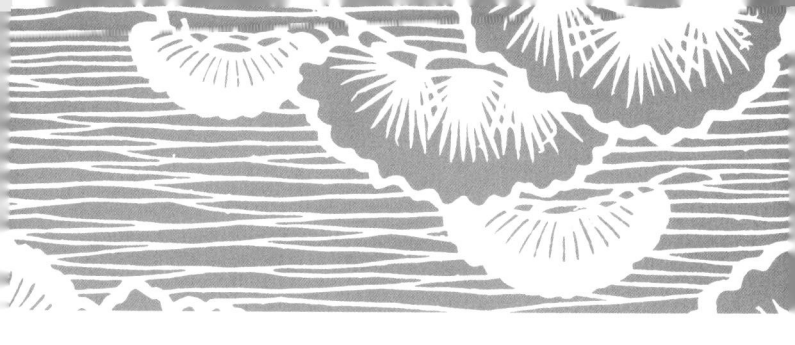

Die zwei Diebe des Lebens sind Reue und Furcht. Wenn wir die Vergangenheit bereuen und die Zukunft fürchten, nageln wir uns selbst zwischen beiden ans Kreuz.

Ohne eine gewisse Selbstgenügsamkeit kann kein Leben genügend gelebt werden.

Wem es geistig gut geht, der hat die Fähigkeit, im gegenwärtigen Augenblick zu leben.

Ich denke niemals an die Zukunft; sie kommt früh genug.

Albert Einstein

Wir leben immer für die Zukunft: Ewiges Stimmen, und nie beginnt das Konzert.

Die Zukunft
beginnt jetzt
und jetzt und
jetzt und ...

Wenn du Angst vor der Zukunft hast, koche Marmelade ein. Auf diese Weise kannst du morgen den süßen Geschmack des Gestern im Jetzt genießen.

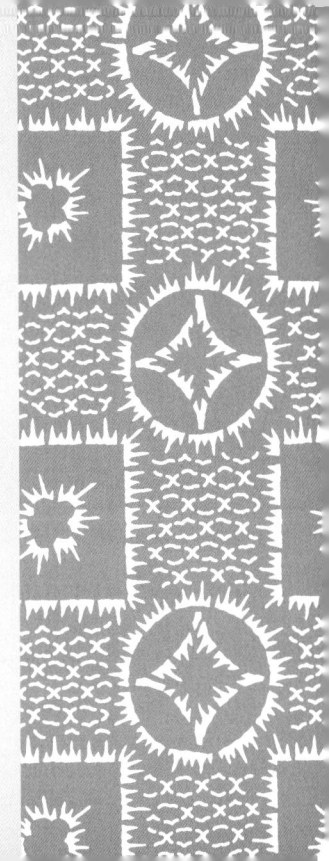

Wenn wir durch den Garten schlendern und von der vollkommenen Blüte träumen, vergessen wir leicht, an den Rosen zu schnuppern, bevor sie verblüht sind.

Das Morgen hat heute nichts mit uns zu tun. Es ist geheiligter Boden.

Wenn es Gottes Absicht gewesen wäre, dass wir sehen, wohin uns der Pfad der Zukunft führt, hätte er die Erde nicht rund gemacht.

Beleidige nicht das Nahe, indem du nach dem Fernen greifst.

Euripides

Das Leben selbst ist nicht das Ziel; es ist der Weg.

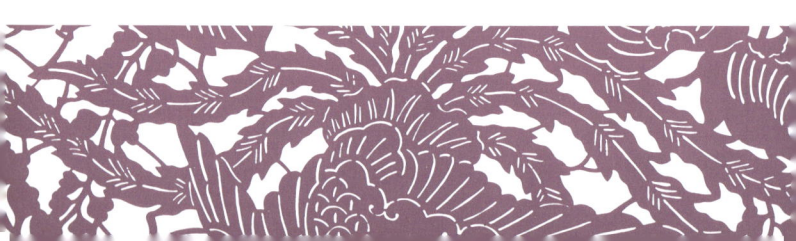

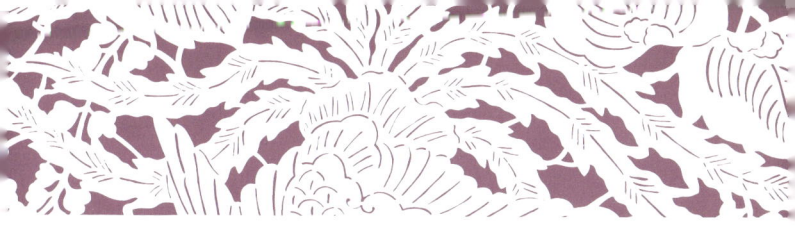

Wir werden nur einmal geboren,
eine zweite Chance gibt es nicht.

Du bist nicht Herr über das Morgen.

Die fatalste Art der Liebe ist die
Liebe zum Geld.

Die erfüllendste Art der Liebe ist die
Liebe zum Leben.

Keine Freude, die diesen Namen verdient, kann durch Reichtümer erworben werden.

Ehrlichkeit ist ein sanftes Ruhekissen. Der Unehrliche hat ständig Grund zur Sorge.

Versuche, dein Glücklichsein nicht hinauszuschieben, denn das bedeutet dein Leben hinauszuschieben.

Regentropfen höhlen den Stein, nicht mit Gewalt, sondern mit Beharrlichkeit.

Hugh Latimer

Der Unterschied zwischen
existieren und leben liegt
im Gebrauch der Freizeit.

**Das Leben ist entweder
ein aufregendes Abenteuer
oder gar nichts.**

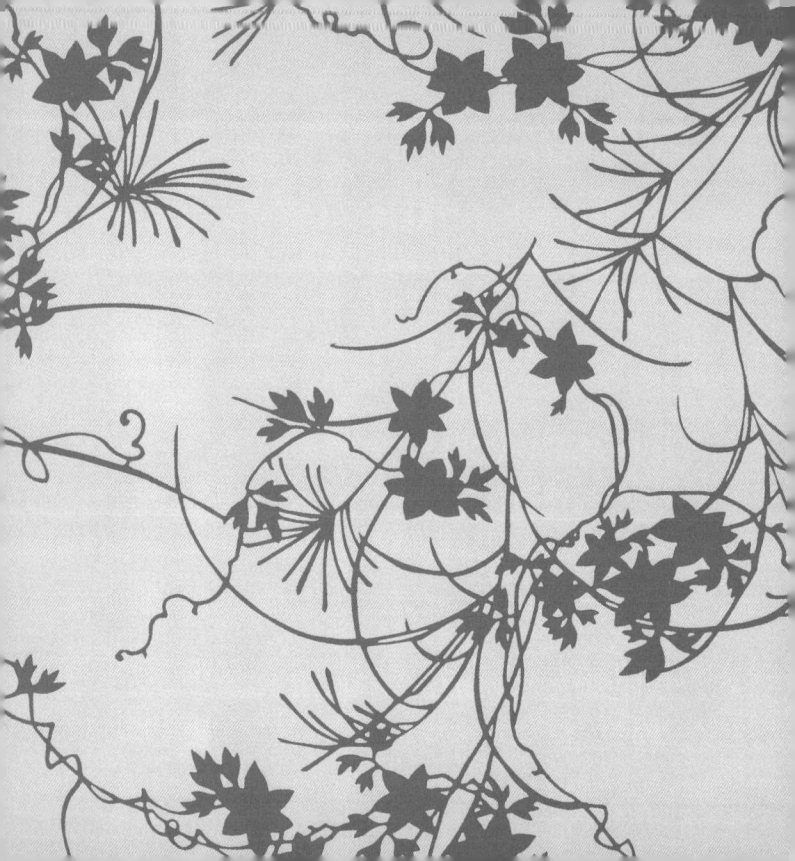

Niemand kann mehr tun
als sein Bestes.

Niemand kann besser werden, als er ist, ohne zuerst das zu werden, was er ist.

Höre auf andere – von ihnen können wir viel über unser Leben lernen.

Jeder von uns hat das Recht, hier zu sein.

Man muss kein zweiter Einstein sein, um zu erkennen, dass in diesem Leben nicht alles, was man zählen kann, auch zählt. Und nicht alles, was zählt, kann man zählen.

Wer inneren Frieden besitzt, stört weder sich noch andere.

Zerstöre dein kostbares Leben nicht mit unstillbaren Begierden.

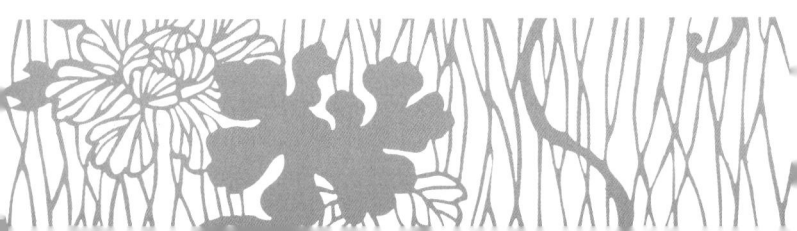

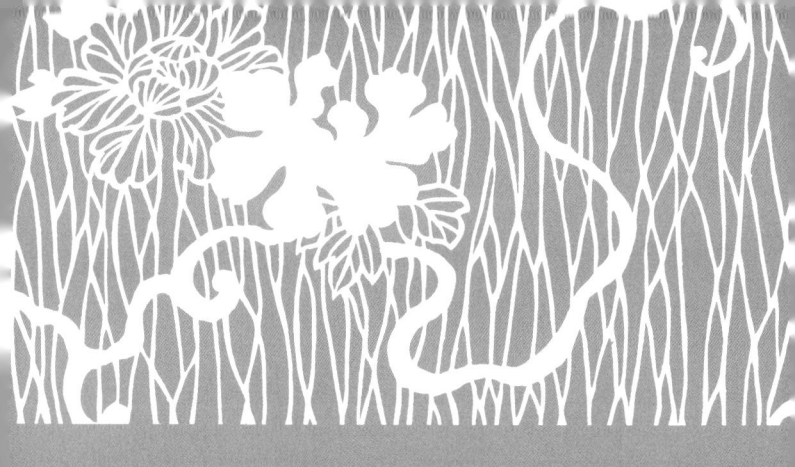

Der Gipfel der Freude kann hier und jetzt erreicht werden.

Lass dich von deinem Herzen leiten.

Sorgen kommen und gehen.
So ist das Leben.

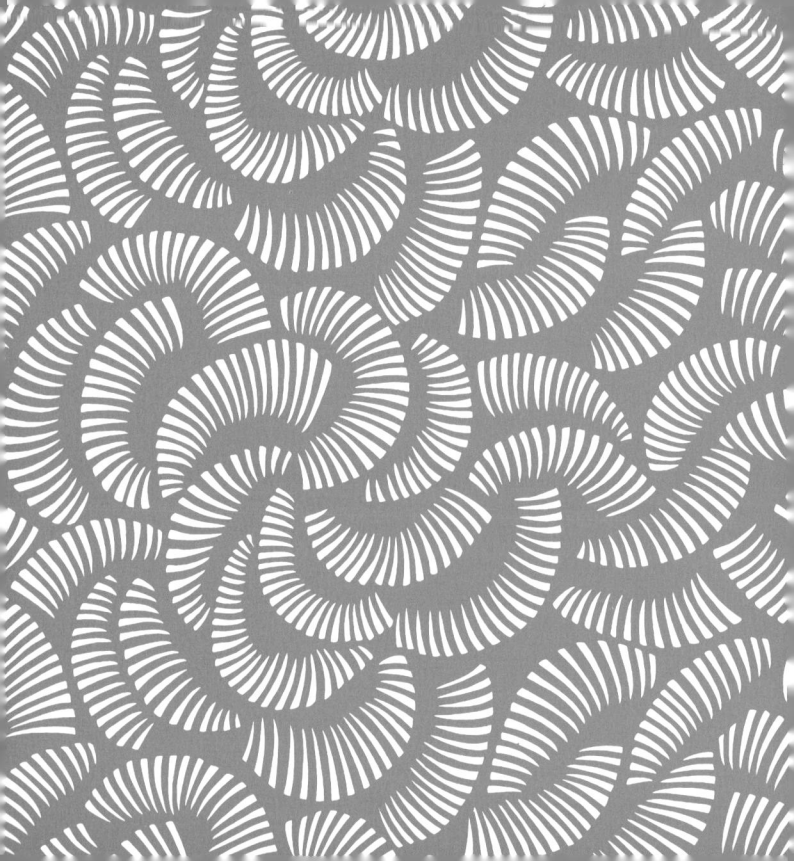

Wozu sich sorgen?

Was müssen wir tun, um ein langes Leben genießen zu können? Das ist eine der ewigen Fragen der Menschheit.

Das Leben ist nur ein physikalisches Phänomen.

Das Leben, ob glücklich oder unglücklich, ob erfolgreich oder erfolglos, ist ungewöhnlich interessant.

Das Leben ist viel leichter zu meistern, als man immer denkt. Man braucht nur das Unmögliche gelten zu lassen, auf das Unentbehrliche zu verzichten und das Unerträgliche zu dulden.

Das Leben ist wie ein geschicktes Zahnausziehen. Man denkt immer, das Eigentliche solle erst kommen, bis man plötzlich sieht, dass alles vorbei ist.

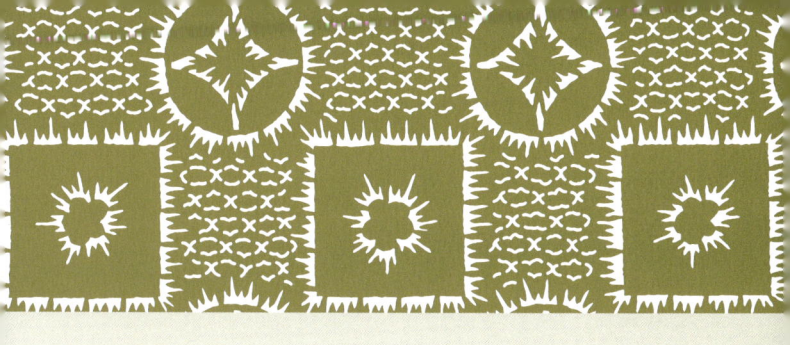

Das Leben ist eine Bergwiese, voll von schönen Blumen und Kuhfladen. Glück oder Unglück ist nur die Frage, was man mehr anschaut.

Das Leben ist die Kategorie der Möglichkeit. Das Leben ist nie etwas, es ist nur die Gelegenheit zu einem Etwas.

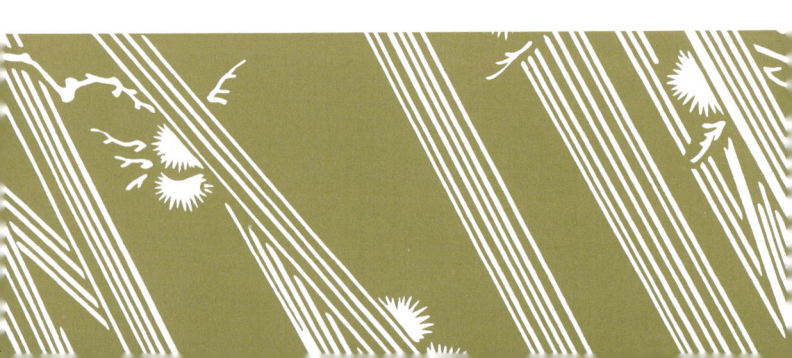

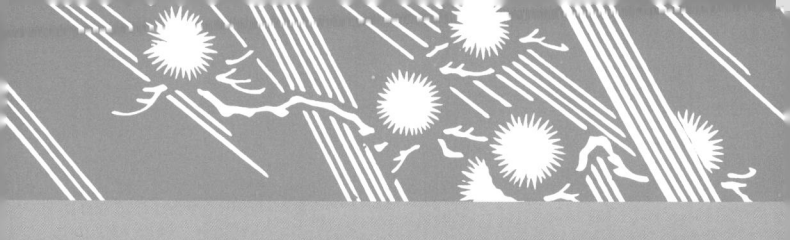

Das Leben verläuft in Gleisen,
die dauernd ausgebessert
werden müssen.

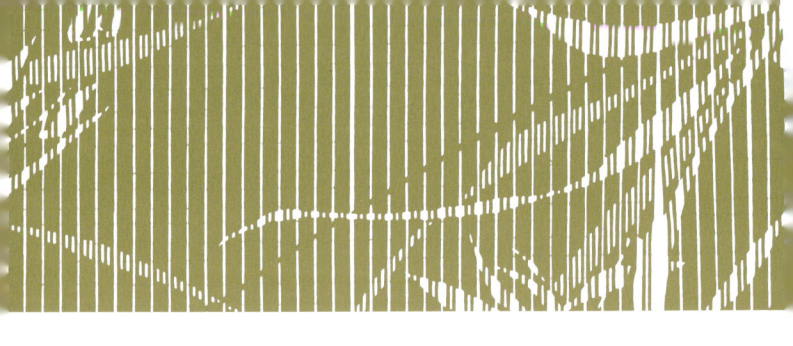

Das Leben kriegt man
lebenslänglich.

Das Leben ist viel zu kurz,
um kleinmütig zu sein.

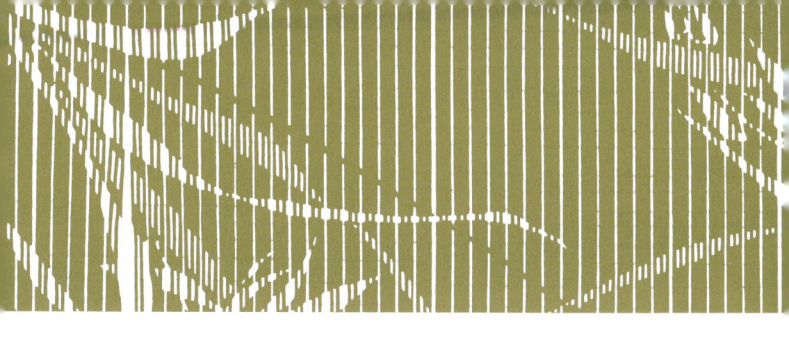

Das Leben ist ein beschneites Feuerwerk.

Das Leben ist eine Folge von Paradiesen, die nacheinander zugrunde gehen.

Das Leben ist eine in siebenfaches Goldpapier eingewickelte Bittermandel.

Das Leben ist ein Bumerang:
Man bekommt zurück,
was man gibt.

Das Leben
ist eine Reise,
die heimwärts
führt.

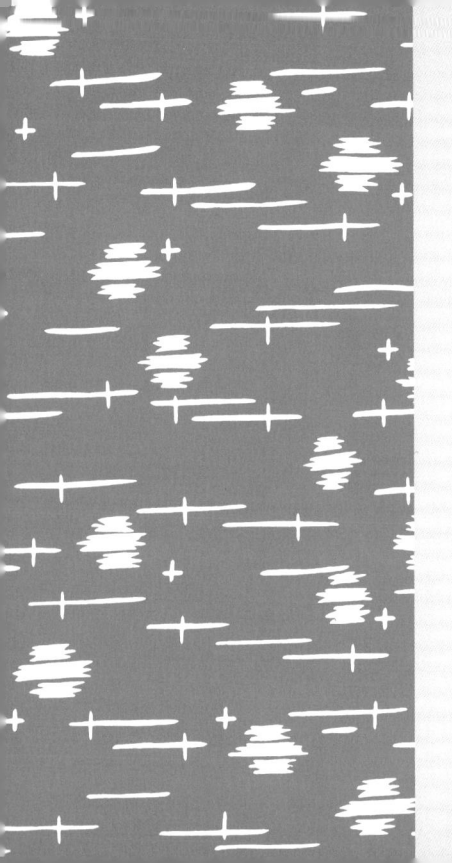

Der Evolutionsprozess hat uns so programmiert, dass wir uns fortpflanzen, altern und sterben. Das ist alles, was von uns verlangt wird. Der Rest ist unsere Sache.

Im Laufe unseres Lebens verfallen wir körperlich und beten um das Wunder der biologischen Unsterblichkeit.

Warum ist es uns nicht möglich, die einzige Gewissheit zu akzeptieren, die es im Leben gibt: die, dass wir alle schließlich sterben müssen?

Der Wunsch nach einem langen Leben ist nur der Wunsch, das Unausweichliche vor sich her zu schieben.

Warum sollten wir Angst vor der Zukunft haben? Es kann ja immer nur ein Tag eintreffen.

Wenn wir lange leben wollen, müssen wir uns entschließen, all unsere eingebildeten Sorgen gegen reale einzutauschen. Plötzlich wird ein Meer von Sorgen zu einem kleinen Bach, der leicht zu überqueren ist.

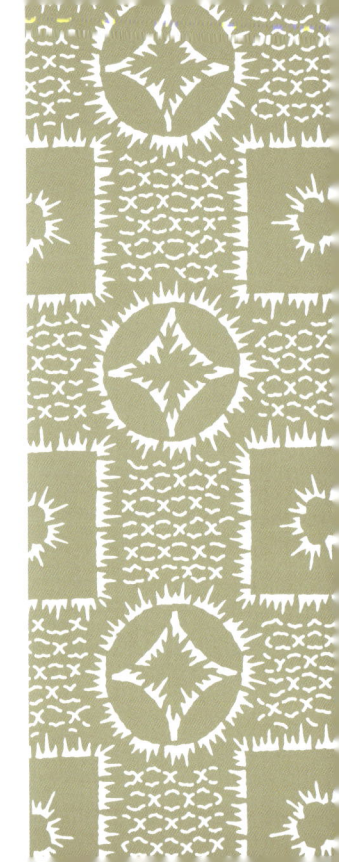

Sorgen sind wie der Sand in der Muschel. Ein Körnchen lässt eine Perle entstehen, mehrere töten das Tier.

Wer das Unheil voraussieht, leidet zweimal.

Die Sorge ist der Nagel,
der den Reifen der Freude
aufschlitzt.

Es ist umsonst, dass ihr früh aufstehet
und hernach lange sitzet und esset
euer Brot mit Sorgen; denn seinen
Freunden gibt ers schlafend.

Psalm 127,2

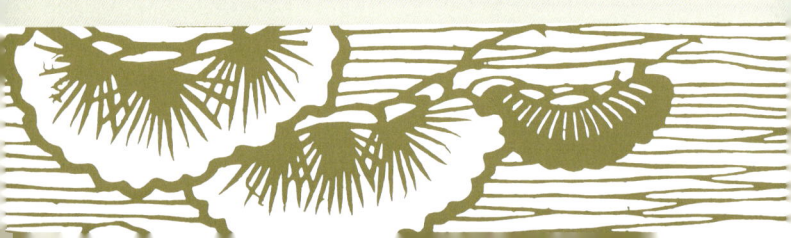

Bedenke, dass das Heute das Morgen ist, über das wir uns gestern Sorgen gemacht haben.

Die am schwersten zu ertragenden Missgeschicke sind die, die niemals eintreten werden.

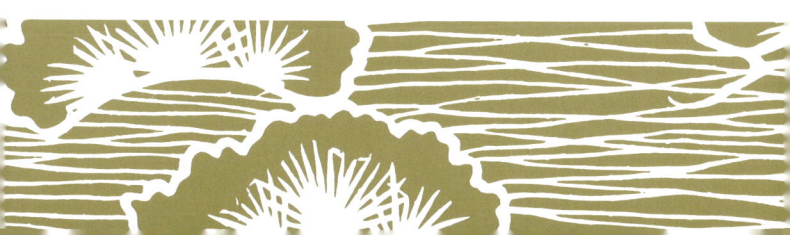

Gib den Füßen Ruhe, aber auch dem Herzen.

Wahre Ruhe ist nicht Mangel an Bewegung.

Kannst du dich erinnern, worüber du dir heute vor einer Woche Sorgen gemacht hast? Heute vor einem Monat? Vor einem Jahr? Vor zehn Jahren?

Seine Angst zu besiegen ist der Anfang von Weisheit.

Bertrand Russell

Sorgen sind unsichere Fahrzeuge.

Verschwende dein Leben nicht mit dem Bau von Brücken, die du niemals überqueren wirst.

Der schlimmste Fehler ist der, vor dem wir Angst haben, ihn zu machen.

Die Dämonen in unserem Geist sind immer weit erschreckender als die, denen wir im Leben begegnen, falls wir überhaupt welchen begegnen.

Häufig trifft ein Mensch gerade auf der Straße auf sein Schicksal, auf der er ihm entkommen wollte.

Jean de La Fontaine

Wenn du dein Leben ver-geuden willst, mach dir Sorgen.

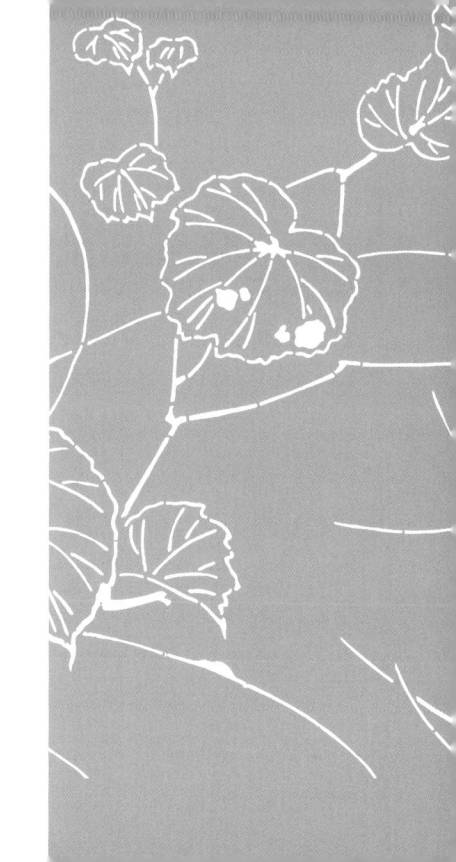

Man kann das Leben schwerlich leicht nehmen, aber leicht zu schwer.

Manche Leute sind überzeugt, dass sie nur dann wirklich etwas tun, wenn sie sich Sorgen machen.

Sorgen, die wir erwartet, und solche,
die wir gehabt haben, müssen fallen
gelassen werden, damit wir die Sorgen
von heute tragen können.

Wenn das Herz schlägt,
warum sich Sorgen darüber machen?
Wenn es aufhört,
warum sich Sorgen darüber machen?

Nach dem Erwachen sieh dem Tag ins Gesicht – es gibt keinen Grund, sich über das Gestern, und wenig Grund, sich über das Morgen zu sorgen. Du bist also frei, heute zu leben.

Tausche die Erschöpfung nach einem Tag voller Sorgen gegen die nach einer Woche harter Arbeit, und du wirst nur wenig Wechselgeld herausbekommen.

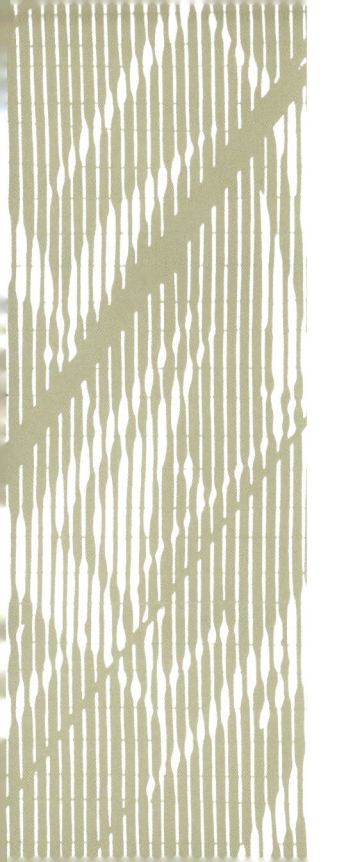

**Sorge ist
der Rost des
Lebens.**

**Die Sorge ist
das Verhältnis
zum Leben.**

Sorgen sind wie Gift,
das unser Leben zersetzt.

Frag irgendeinen älteren Menschen, über wie viele Probleme er sich Sorgen gemacht hat, und dann frag ihn, wie viele davon tatsächlich eingetroffen sind.

Neun von zehn Problemen
sind überhaupt keine Probleme.

**Mein Leben war voller
schrecklicher Miss-
geschicke, von denen
die meisten niemals
passierten.**

      Michel de Montaigne

Sorge ist ein geistiger Strom, der, wenn man ihn lässt, zu einem Fluss der Angst wird, der, wenn man es zulässt, über seine Ufer tritt und unser ganzes Denken überschwemmt.

Die Menschheit wird weit häufiger geängstigt als tatsächlich verletzt.

Die Menschen neigen dazu, mehr an
der Einbildung als an der Wirklichkeit
zu leiden.

Es ist nicht gut, durchs Leben zu gehen
und dabei Angst vor allem zu haben,
was möglicherweise passieren könnte.

Wer sich immer nur sorgt, sorgt sich auch, wenn er sieht, wie das Leben an ihm vorbeifliegt, und das bereitet ihm noch mehr Sorge.

Es ist eine Frage der simplen Logik: Wenn wir fürchten, leiden zu müssen, leiden wir bereits unter dem, was wir fürchten.

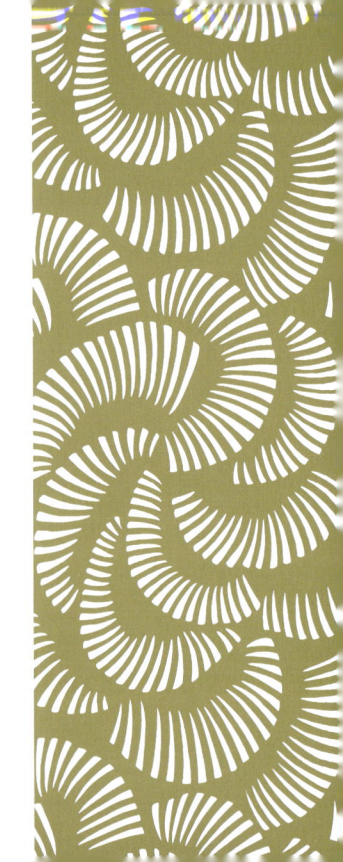

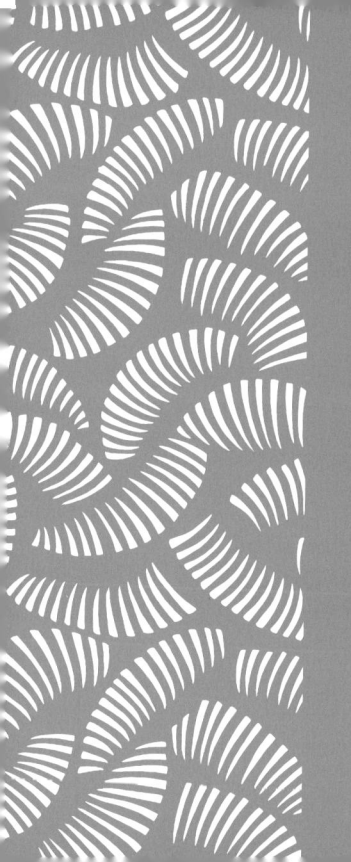

Nichts von den Angelegenheiten der Menschen ist große Sorgen wert.

Platon

Das Leben ist voller Spannung. Wir sind niemals reif, bevor wir dies akzeptiert haben.

Sich zu entspannen ist dann am wichtigsten, wenn man gerade das Gefühl hat, keine Zeit dafür zu haben.

Beim Versuch, unseren Lebensunterhalt zu verdienen, vergessen wir oft zu leben.

Wenn wir nicht aufpassen, verbringen wir unser halbes Leben mit dem Versuch, Methoden zur Zeitersparnis zu erfinden, von denen die meisten sowieso nicht funktionieren werden.

Arbeit ist immer denen doppelt wichtig, die gerade kurz vor einem Nervenzusammen-bruch stehen.

Nimm dir Zeit,
einmal innezuhalten
und hinzuschauen.

Je größer die
Geschwindigkeit,
desto früher
der Tod.

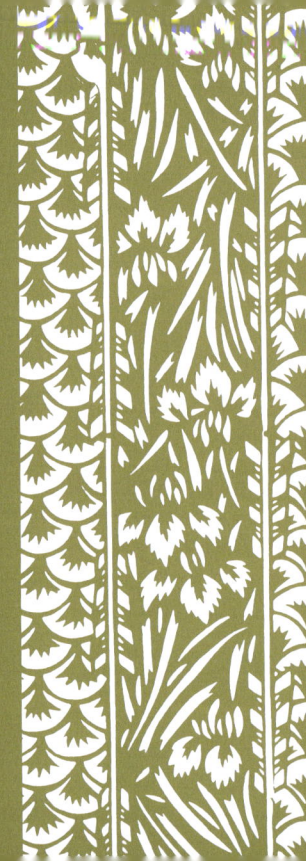

Wir leben in einer lauten und komplexen Welt, einer Welt, die uns ständig aus dem Rhythmus der Natur zu bringen versucht. Wir müssen uns erlauben, wieder zu unserem Lebensrhythmus zurückzukehren.

Wer keine Muße kennt, lebt nicht.

Wie konnte es passieren, dass wir zu der Überzeugung gelangt sind, an einem Sommertag auf dem Rücken im kühlen hohen Gras zu liegen und zu den Wolken hoch zu schauen, sei Zeitverschwendung?

Wer sagt, dass Ruhe gleich Müßiggang sei?

Der Kollege, der sein ganzes Leben nie einen Tag Urlaub von der Arbeit nahm, starb vor seiner Zeit.

Atme ein.
Atme aus.
Halte inne.
Atme ein.
Atme aus.

Kultiviere ein Bewusstsein dafür, dass manche Dinge wirklich wichtig sind, andere nicht. Und achte darauf, beides nicht miteinander zu verwechseln.

Wenn dem Menschen am Ende seines Lebens ein Lächeln übrig bleibt, so ist das ein anständiger Reingewinn.

Die Vorstellungskraft wurde dem Menschen gegeben, um ihn dafür zu entschädigen, was er nicht ist; der Sinn für Humor, um ihn für das zu trösten, was er ist.

Francis Bacon

Lebe weder
in gespannter
Erwartung noch
in sehnsüchtigen
Erinnerungen.
Lebe jetzt.

Das Leben ist eine Gelegenheit –
versuche von ihr zu profitieren.

Das Leben ist eine Schönheit –
warum sie nicht bewundern?

Das Leben ist ein Traum –
verwirkliche ihn.

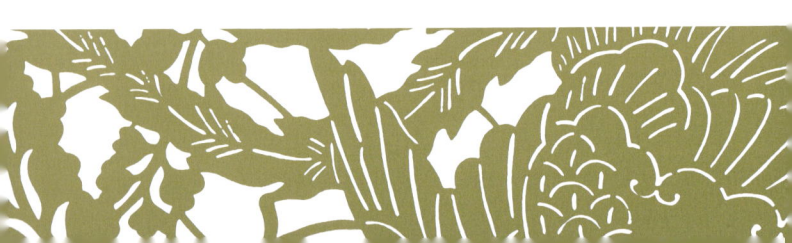

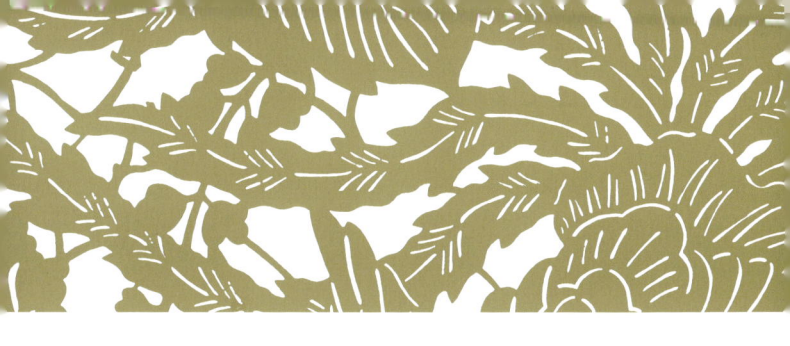

Das Leben ist eine
Herausforderung –
wachse an ihr.

Das Leben ist eine Pflicht –
die es zu erfüllen gilt.

Das Leben
ist ein Spiel –
mach mit.

Das Leben ist ein
Versprechen –
das erfüllt werden will.

**Das Leben ist Kummer –
du kannst ihn überwinden.**

**Das Leben ist ein Lied –
sing mit.**

Das Leben ist ein Kampf –
akzeptiere es einfach.

Das Leben ist eine Tragödie –
der du dich stellen musst.

Das Leben ist ein Abenteuer –
wage es zu leben.

**Das Leben ist Glück –
darauf kannst du dein
Leben verwetten.**

**Das Leben ist dein Leben –
also kämpfe dafür.**

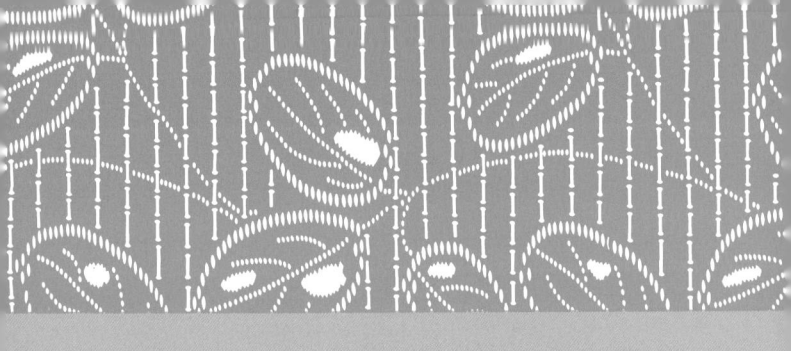

Ein Mensch ist nur so groß wie der Traum, den er sich zu leben traut.

**Freue dich deines Lebens,
der Tod kommt früh genug.**

                                      Sprichwort

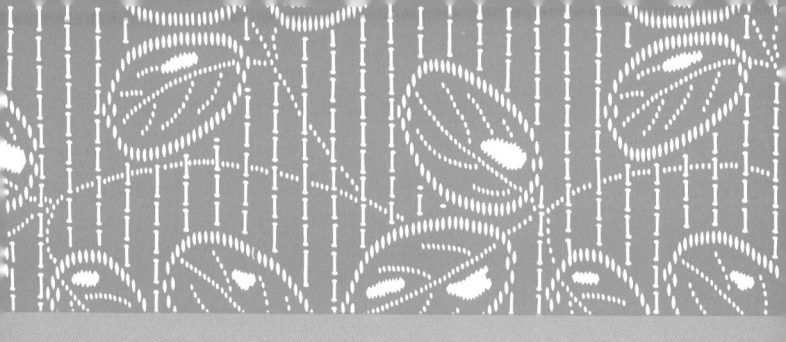

Denke. Das gibt dir etwas zu tun, wenn dein Computer abgestürzt ist.

Die Zeit ist die Methode der Natur, zu verhindern, dass alles auf einmal passiert.

Es ist nicht gut, von etwas im Leben
zu viel zu haben. Viel weiser ist es,
bescheiden zu sein.

Wenn du es glaubst, wirst du es sehen.

Wir können alle im Herzen jung bleiben –
auch wenn wir an anderen Stellen etwas
älter sein mögen.

Gräme dich nicht über das Älterwerden – es ist ein Privileg, das sehr vielen gewährt wird.

Bildung ist das, was du bekommst, wenn du das Kleingedruckte liest. Erfahrung ist das, was du bekommst, wenn du es nicht liest.

Wenn Unwissenheit ein Geschenk des Himmels ist, warum sind dann nicht mehr Menschen glücklich?

Wenn etwas weder nützlich noch schön ist, hat es keinen Platz in deinem Leben.

Wenn die Wissenden es nicht sagen, dann werden die Unwissenden es tun.

Lass deinen Computer niemals spüren, dass du es eilig hast.

Laufe nie einem Bus oder einem Menschen nach. Es wird immer ein anderer nachkommen.

Das, was wir haben, wird oft verdorben durch unseren Wunsch nach dem, was wir nicht haben.

Manche Leute bringen Dinge in Gang; manche schauen zu, wie die Dinge passieren; und manche fragen sich am Ende ihres Lebens: »Was ist passiert?«

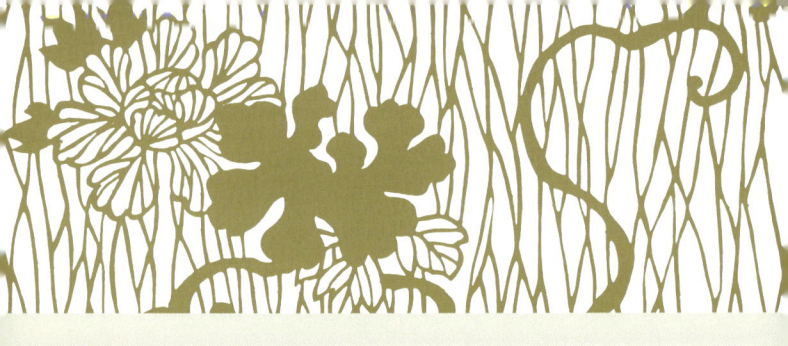

Was du jetzt hast, war einmal das,
was du dir gewünscht hast.

Wir sollten in unserem ganzen Leben
nichts tun, wovon wir fürchten, dass
es jemand anderer erfahren könnte.

Angst und Sorge fressen das Leben auf, bis nichts anderes übrig bleibt als eine leere Hülle.

Der Besiegte lernt immer mehr als der Sieger.

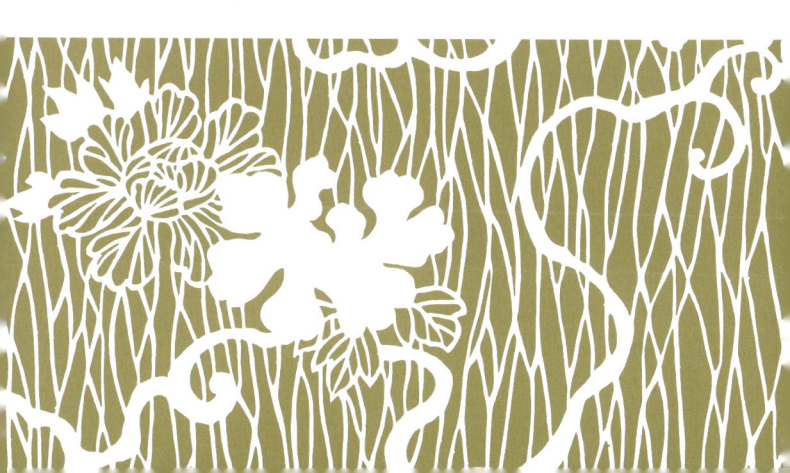

Manches Leben wird damit verschwendet, dass man um Dinge betet, die man auch aus eigener Kraft erreichen könnte.

Wer sich mit genug nicht zufrieden gibt, wird niemals genug haben.

Jede Diskussion, ob lang oder kurz, kommt zu dem gleichen Ende.

Lernen und Vergnügen gehen Hand in Hand voran.

Die Dinge, die am vorteilhaftesten für uns sind, sind nicht unbedingt die, die wir auch ganz verstehen.

Einfachheit und Bescheidenheit sind die wahren Eigenschaften eines langen und glücklichen Lebens.

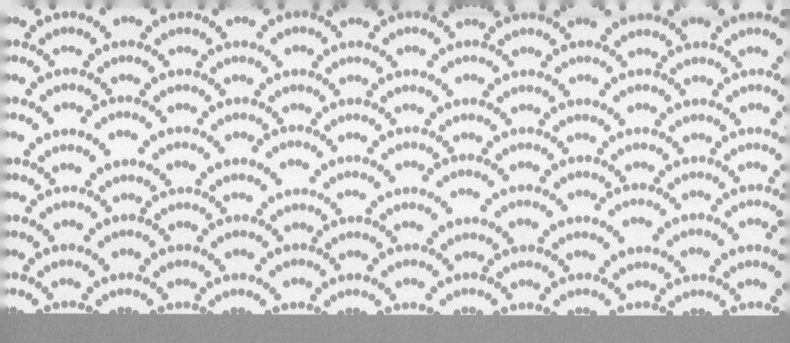

Verschließe die Dinge nicht in dir.
Teile deine Sorgen und Freuden
mit anderen.

Zügele deine Begierden; lasse deine
Wünsche bescheiden ausfallen.

Du kannst das, was ist, nicht mit Gedanken an das, was sein könnte, nähren.

Wenn es so aussieht, als ob etwas in die falsche Richtung laufen würde, stehen wir vor der Wahl, mitzugehen oder nicht.

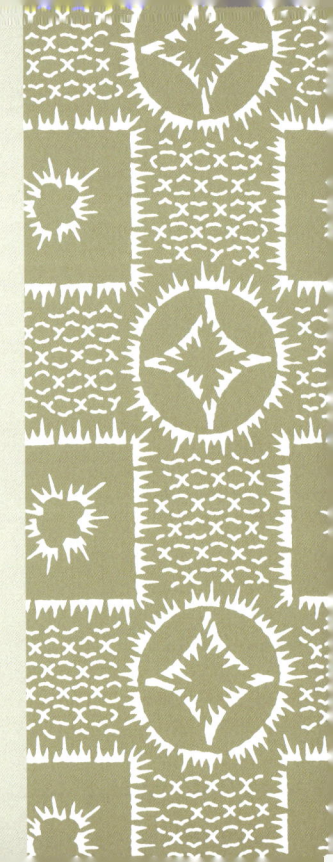

Wenn du deine
Sorgen nährst,
werden sie wachsen.

**Die größten
Schmerzen in einem
sorgenvollen Leben
entstehen durch
negative Gedanken.**

Spannung ist das,
was du glaubst,
sein zu müssen.
Entspannung ist
das, was du bist.

Chinesisches Sprichwort

Mut und Humor

Ein langes Leben ist denen beschieden, die es von der witzigen Seite sehen können, z. B. durch eine Menschenmenge zu gehen, während es einen an einer unerreichbaren Stelle juckt.

Humor bringt die Menschen zusammen.

Wir müssen die Dinge lustiger nehmen, als sie es verdienen; zumal wir sie lange Zeit ernster genommen haben, als sie es verdienen.

Wie kommt es, dass uns in einem Moment der Ruhe etwas, das uns die ganze Zeit über so furchtbar erschien, plötzlich so lustig vorkommt?

Wenn wir das Leben von der heiteren Seite betrachten können, lösen sich Reizbarkeit und Groll auf und der Tag wird heller.

Sinn für Humor ist eine der größten Gaben, die wir besitzen können.

Wenn ich keinen Sinn für Humor hätte, hätte ich schon längst Selbstmord begangen.

Mahatma Gandhi

Humor ist vielleicht nichts anderes
als gesunder Menschenverstand,
der kurzzeitig aus sich herausgeht.

Zieh dich aus, betrachte dich in einem
mannshohen Spiegel und versuche,
nicht laut herauszulachen.

Das Lachen ist eine der heilsamsten
Gaben, die uns gegeben werden.

Wer in der Lage ist, über sich und den
Rest der Welt zu lachen, wird uns alle
überleben.

Das Lachen liebt die Gesellschaft.

Der Humor verbindet mehr Menschen als alles andere.

Die beste Verteidigung gegen die Dämonen und das Chaos in unserem Leben ist das Lachen.

Humor ist nichts anderes als die Vernunft, die dem Ernst des Lebens eine lange Nase macht.

Humor ist die Einheit von Witz und Liebe.

Humor ist, wenn die Verzweiflung sich weigert, sich selbst ernst zu nehmen.

Humor ist die Höflichkeit der Verzweiflung.

Wenn du mithilfe des Humors für fünf Sekunden in Berührung mit einem anderen Leben kommst, wird dir das Ergebnis ein Leben lang bleiben.

Humor lässt uns nachdenken, und wenn wir nachdenken, leben wir.

Ohne das Leben gäbe es keine Komödien.

Das Leben ist eine Komödie; unser Fehler ist, dass wir es leben, als sei es eine Tragödie.

So wie Spannung und Sorge gesundheitsgefährdend sein können, kann der Humor krankheitsgefährdend sein.

Wenn wir für ein Problem keine Lösung finden, ist der nächste und beste Schritt, zu versuchen, seine heitere Seite zu entdecken.

Mit einem Lächeln fällt es leichter, den Schmerzen und Tragödien des Lebens ins Gesicht zu sehen.

Ein Leben ohne Humor ist wie barfuß auf Kopfsteinpflaster zu steppen.

Lachen ist der beste Stresskiller.

Ohne ein Lächeln bist du nicht komplett angezogen.

Nichts ist so befreiend wie Gelächter.

Das größte Geschenk,
das wir uns selbst im
Leben machen können,
ist der Sinn für unsere
eigene Lächerlichkeit.

Ein Lächeln ist die beste Anti-Aging-Therapie, die es gibt.

Manchmal ist Lachen unsere beste Waffe gegen die Grausamkeiten des Lebens.

Es braucht großen Mut zu sagen, »Ich versuche es morgen noch einmal«, wenn man heute mit etwas gescheitert ist.

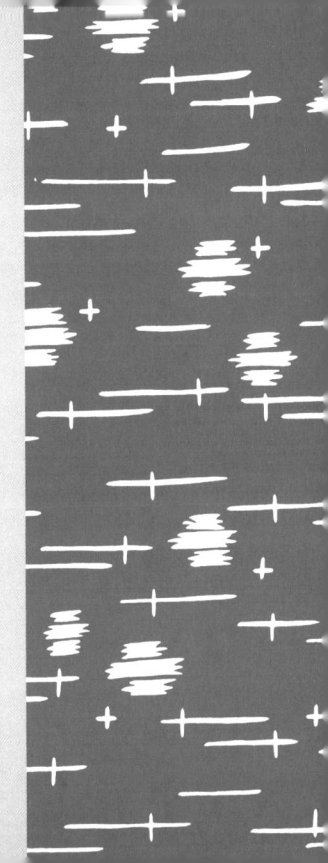

Wer Humor besitzt, ist meist mutiger im Leben, und der Mut gibt ihm die Gelegenheit, seine anderen Tugenden einzusetzen.

Mut bedeutet nicht, keine Angst zu haben; er bedeutet beurteilen zu können, ob etwas anderes wichtiger ist als die Angst.

Wir betrügen uns selbst, wenn wir in uns den Mut eines anderen suchen. Wir tragen alle unseren eigenen Mut in uns.

Der Mut, an dem es uns als Menschen am meisten fehlt, ist moralischer Mut.

Zu leben ist an sich schon ein mutiger Akt.

Wir erreichen ein hohes Alter nicht durch Furchtlosigkeit. Wir erreichen es, indem wir unsere Angst meistern und ihr zum Trotz weitermachen.

Einige der tapfersten Menschen, die es je gab, weigerten sich, andere im Krieg zu töten.

Mut bedeutet Angst zu haben und trotzdem weiterzugehen.

Zu dumm zu sein, um Angst zu fühlen, ist nicht dasselbe wie mutig sein.

Wie können wir mutig sein, ohne gleichzeitig Angst zu haben?

Jemand, der als Feigling gebrandmarkt wird, weil er etwas nicht tut, von dem er weiß, dass es andere verletzen könnte, ist in Wirklichkeit auch ein Held.

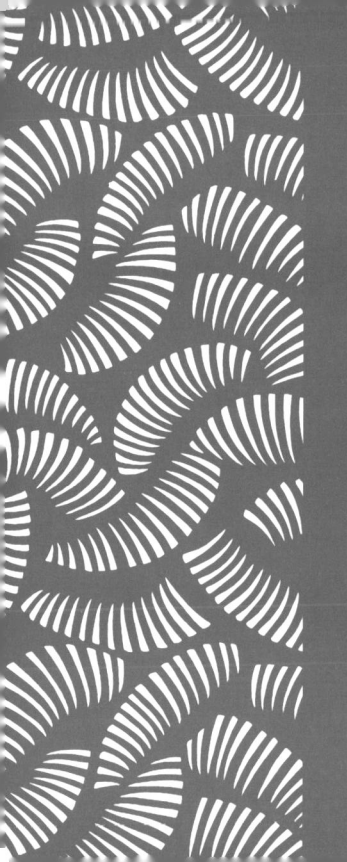

Funktioniert unser Selbsterhaltungstrieb nicht, wirft man uns Leichtsinn vor. Funktioniert er normal, nennt man uns einen Feigling.

Manchmal ist es feige, durchs Leben zu gehen und der Einzige zu sein, der weiß, das du Angst hast.

Mut kann nicht um die Ecke sehen,
aber er geht trotzdem um sie herum.

Etwas wagen muss das Herz
und früh auf sein, wenn es
leben will.

Du kannst vor dem Leben nicht
davonrennen.

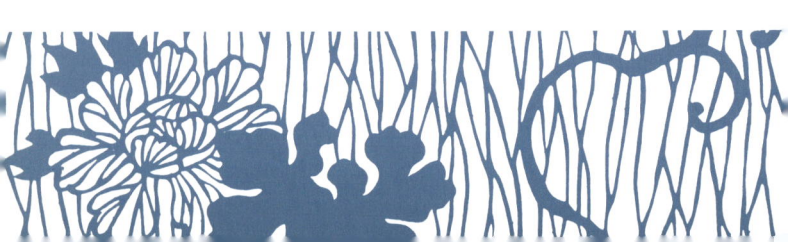

Unsere Einbildungskraft ist fast immer unser schlimmster Feind im Leben, und oft braucht es großen Mut, sie zu ignorieren und weiterzumachen.

Mancher wird fälschlicherweise als unerschrocken betrachtet, dabei traut er sich nur nicht wegzulaufen.

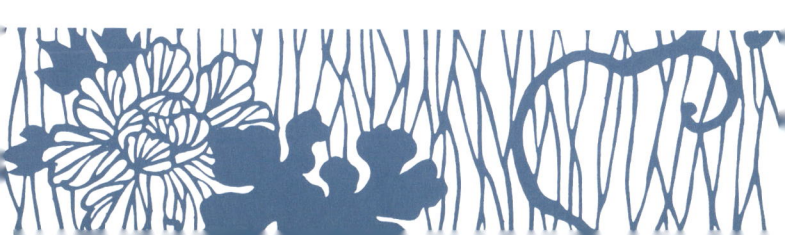

Mut ist der Prüfstein für all unsere
anderen Tugenden.

**Der Mut im Leben ist oftmals ein
weniger dramatisches Spektakel
als der Mut eines letzten Moments;
aber es ist nicht weniger eine
großartige Mischung aus Triumph
und Tragödie.**

John F. Kennedy

Es braucht viel Mut,
das Bekannte loszulassen.

Tapferkeit wohnt in der Seele, nicht in den Beinen.

Das Leben ist zweifellos gefährlich. Wir verschwenden einen großen Teil davon mit dem Versuch, uns selbst zu beweisen, dass keine Gefahr droht.

Entschließe dich, trotz der Gefahr weiterzugehen.

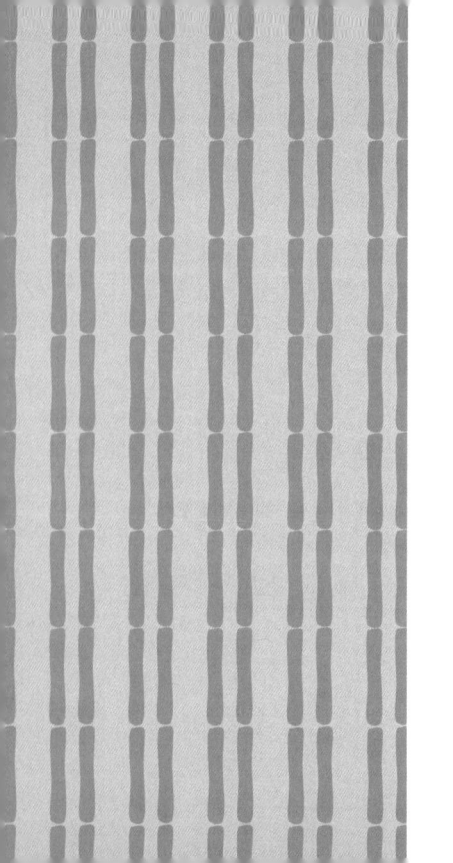

Mut ist der feste Entschluss zu Tugend und Vernunft.

Stähle dich gegen die Schläge des Lebens.

Das sicherste Zeichen für Reife ist keine Angst davor zu haben, mit der Furcht zu leben.

Tapferkeit, das sind nur die verschiedenen Grade von Angst.

Die größte Lektion, die das Leben uns lehrt, ist das zu fürchten, was man fürchten sollte, und das nicht zu fürchten, was man nicht fürchten sollte.

Mut besteht in dem Wissen, was man nicht fürchten soll.

Platon

Mut heißt sich zu
Tode ängstigen
und trotzdem
aufzusatteln.

                         John Wayne

Mut braucht Optimismus.

Notwendigkeit und Tapferkeit
sind Zwillingsschwestern.

Manchmal hängt unser Wunsch
zu leben von unserer Bereitschaft
zu sterben ab.

Ein Held ist nicht mutiger als
irgendjemand anderer; sein Mut
hält nur ein paar Minuten länger.

Wir leben mutig, solange wir uns
unser Tun nicht von unseren Ängsten
diktieren lassen.

Unsere Toleranz wird getestet, wenn wir in der Mehrheit sind. Unser Mut wird getestet, wenn wir in der Minderheit sind.

Die Tapferkeit schwindet, wenn sie keinen Gegner hat.

Seneca

Wie können wir unseren Mut testen, ohne ein Risiko einzugehen? Unmöglich.

Ein mutiges Leben lebt, wer mit etwas beginnt, von dem er schon vorher weiß, dass es scheitern wird.

Ein mutiges Leben lebt, wer etwas durchschaut, egal, was es ist.

Der Mutigste ist nicht immer der Gewinner.

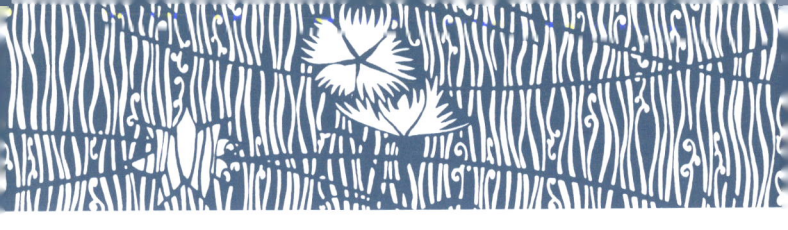

Alles hängt davon ab, ob du vorher, währenddessen oder hinterher Angst bekommst!

Habe den Mut zu leben.
Sterben kann jeder.

Wenn es dir gelänge, dich selbst zu dem zu machen, der du sein willst, wärst du besser qualifiziert, dich in anderer Leute Leben einzumischen.

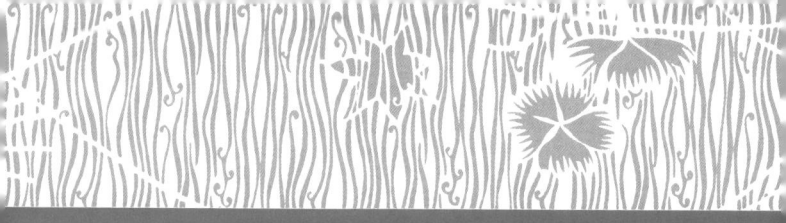

Jeder kann seine Bürde, egal wie
schwer, tragen, bis es Nacht wird.
Jeder kann seine Arbeit, egal wie hart,
tun, einen Tag.
Jeder kann ruhig leben, geduldig,
liebevoll, rein, bis die Sonne untergeht.
Und mehr bedeutet Leben nicht.

                        Robert Louis Stevenson

Das Jüngste Gericht
findet jeden Tag statt.

Habe Mut zu den großen
Sorgen des Lebens.

Habe Geduld mit den kleinen Sorgen
des Lebens.

Erfülle deine tägliche Pflicht,
und du wirst deine
Lebensaufgabe erfüllen.

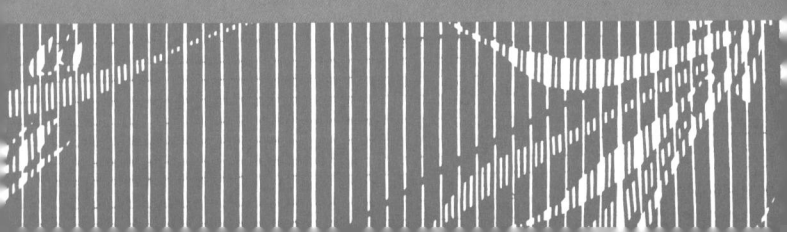

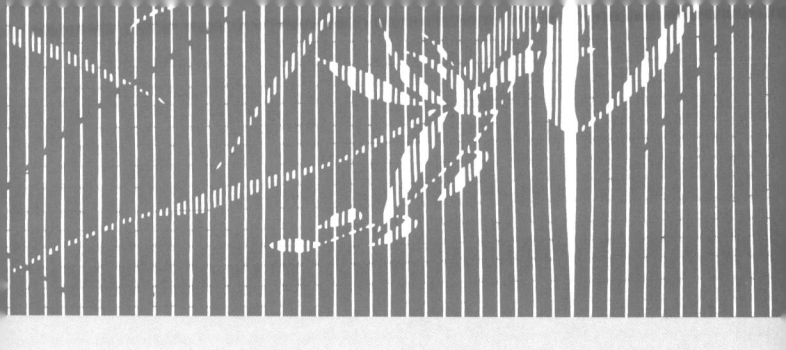

Geh in Frieden schlafen, und du wirst ein Drittel deines Lebens in Frieden verbringen.

Es ist besser, gut zu handeln, als gut zu reden.

Wenn du nicht weißt, was du sagen sollst – sag nichts.

Lebe heute mit dem, was wahr ist.
Das ist das Beste, was du tun kannst.

Lebe heute mit dem, was wahr ist,
auch wenn sich die gestrige Wahrheit
als Irrtum herausstellen sollte.

Es kann im Leben keine Freiheit geben
ohne Disziplin.

Wir können im Leben nur frei sein,
wenn wir es schaffen, unsere
Begierden zu beherrschen.

Wir formen unser Leben ziemlich häufig nach den Meinungen anderer von uns, die eher durch das zustande kommen, was wir über die anderen sagen, als durch das, was die anderen über uns sagen.

Die Muße, die wir am meisten genießen, ist die, die wir uns verdient haben.

Wären Entschuldigungen Nägel, würden viele unserer Häuser zusammenfallen.

Der erste und größte Sieg ist der über sich selbst; von sich selbst besiegt zu werden, ist dagegen von allen Dinge das beschämendste und übelste.

Platon

Habe den Mut, deinen eigenen Weg zu gehen.

Das Leben besteht aus einer Reihe von Kämpfen, inneren und äußeren. Um zu überleben, such dir die Kämpfe heraus, die groß genug sind, um Bedeutung zu haben, und klein genug, dass du sie gewinnen kannst.

Gelegentlich über die Stränge zu schlagen ist belebend. Dadurch vermeidet man, dass die Mäßigung den tödlichen Effekt der Gewöhnung annimmt.

William Somerset Maugham

Viel zu viele Entschuldigungen werden ruiniert, indem sie mit einer Ausrede gepaart werden.

Wir sollten durch das Leben gehen und alles so betrachten, als ob wir es zum allerersten oder zum allerletzten Mal sehen würden.

Ist Zeit, in der wir nichts tun, verschwendete Zeit?

Habe den Mut, deinen eigenen Überzeugungen zu vertrauen.
Lass dich nicht von denen ins Wanken bringen, die die lauteren Stimmen haben.

Oft brauchen wir für eine Abkürzung im Leben länger als für den regulären Weg. Auf der Karte mag es kürzer erscheinen, über einen Berg zu gehen, aber in der Regel führt der beste Weg um ihn herum.

Dein Leben zu erklären ist ziemlich unnütz, denn die, die dir nahe stehen, brauchen keine Erklärung, und deine Feinde werden dir sowieso nicht glauben.

Wir mögen uns berechtigt fühlen, die Ansicht eines anderen zu verurteilen, weil sie nicht mit unserer eigenen übereinstimmt, aber stell dir vor, ihr habt beide Unrecht.

Kompromittiere dich niemals selbst.

Arbeite an deinem eigenen Heil. Mach dich nicht von dem anderer abhängig.
Buddha

Ich zerstöre meine Feinde, indem ich sie mir zu Freunden mache.

Abraham Lincoln

Die tapfersten Menschen sind oft die, deren Tapferkeit unentdeckt bleibt.

Wahrer Mut ist leise.

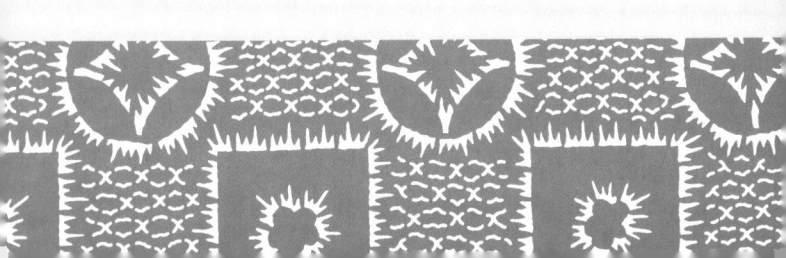

Habe den Mut, dein Leben zu akzeptieren, wie es ist, und den Humor, es zu genießen.

Kein Genuss ist vorübergehend; denn der Eindruck, den er zurücklässt, ist bleibend.

Mit diesen drei Partnern sollte man nie zu Bett gehen: Sorgen, Stress und Anspannung.

Freiheit ist die größte Frucht der Selbstgenügsamkeit.

In jedem von uns lauert ein sogar vor uns selbst verborgener Abgrund.

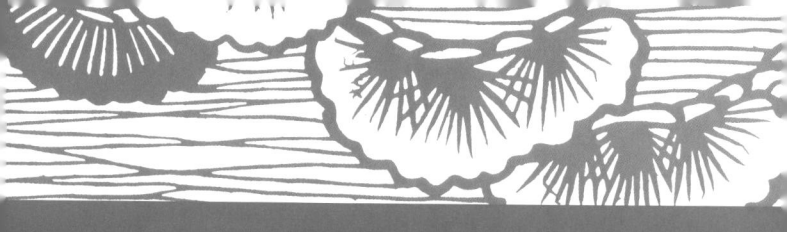

Habe den Mut, dich zu mehr Größe aufzurichten.

Denke daran, dass du sterblich bist und dass unsere Lebensspanne begrenzt ist. Sich in Diskussionen über alle Dinge, vergangene, gegenwärtige und zukünftige, zu verstricken, ist ein zu großer Schritt für einen Menschen.

Der physische Mut ist oftmals umgekehrt proportional zur Körperkraft eines Menschen.

Es braucht Tapferkeit, um zu weinen.

Manchmal braucht es mehr Mut, um ruhig zuzuhören, als um aufzustehen und zu sprechen.

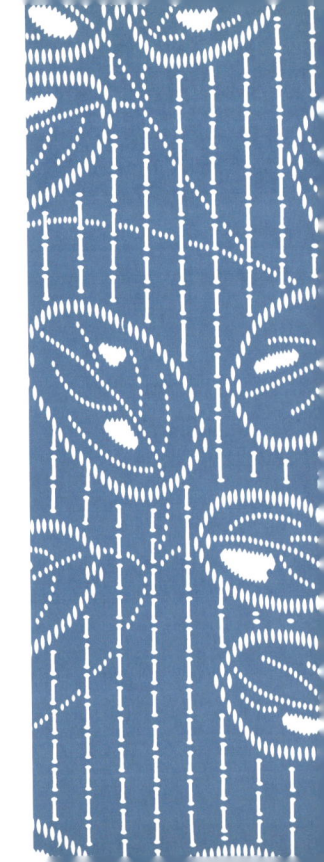

Wer durch das Leben geht und glaubt, keinen Mut zu besitzen, sollte bedenken, dass Mut nicht immer wie ein großer schwertschwingender Gladiator daherkommen muss.

Es gibt das gewöhnliche und das außergewöhnliche Leben. Der einzige Unterschied zwischen beiden besteht darin, dass das eine Sahnehäubchen obendrauf hat.

Deine letzten Worte sollten lauten: »Ich habe gut gelebt.«

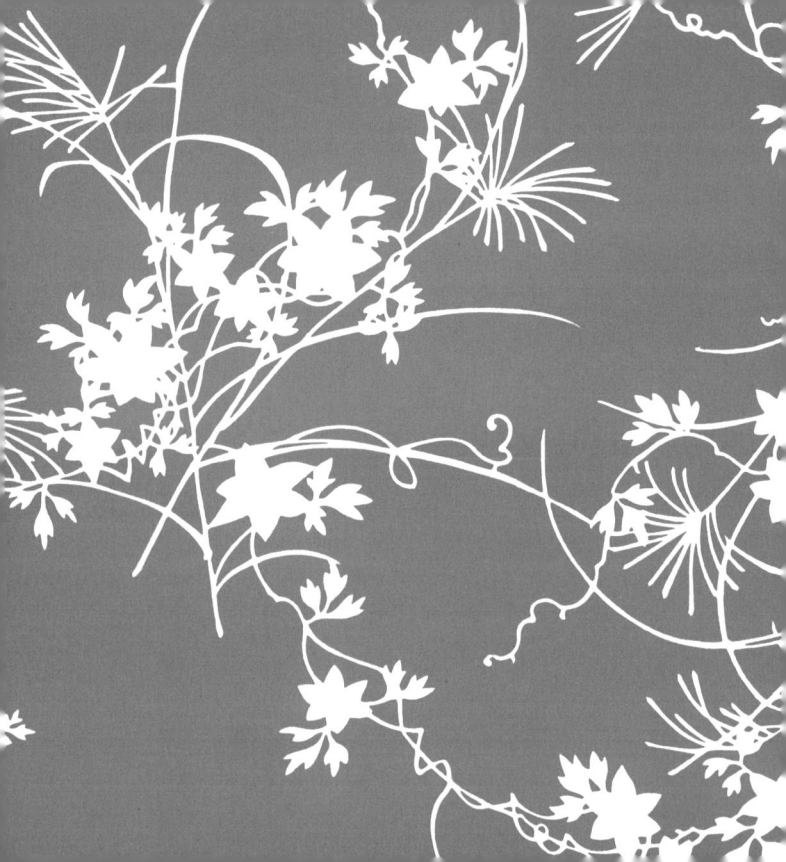

Zeit zu lernen

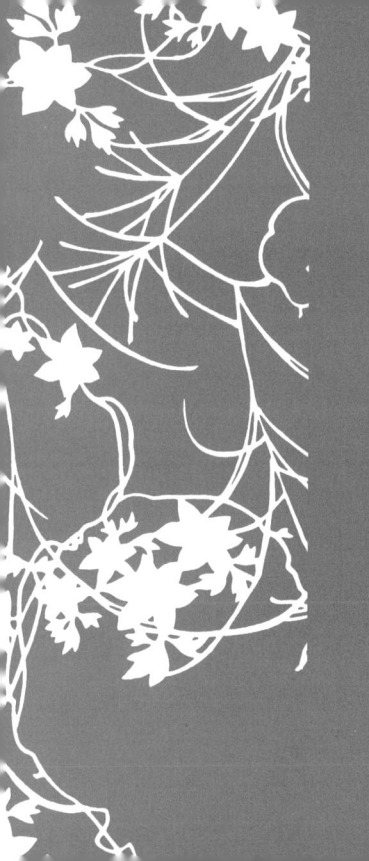

Die Zeit ist nur ein Raum, dem Begebenheiten, Gedanken und Empfindungen erst Inhalt geben.
Wilhelm von Humboldt

Wie lange eine Minute dauert,
hängt davon ab, worauf du wartest.

Wir alle reisen mit der gleichen Geschwindigkeit durch das Leben, 60 m/h – das sind Minuten pro Stunde.

Was also ist Zeit? Wenn niemand mich fragt, weiß ich, was es ist. Wenn ich es jemand erklären will, der mich fragt, weiß ich es nicht.

Augustinus

Die Zeit ist der weiseste aller Ratgeber.

Perikles

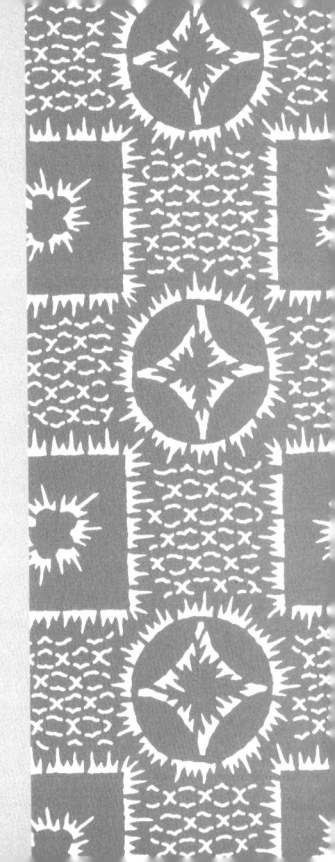

Wir alle sehnen uns nach mehr Zeit, dabei machen wir doch nur den schlechtesten Gebrauch von ihr.

In Bezug auf das Leben ist die längste Entfernung zwischen zwei Orten die Zeit.

Jeder Tag ist wie Weihnachten – all diese Geschenke, die zum Genießen einladen.

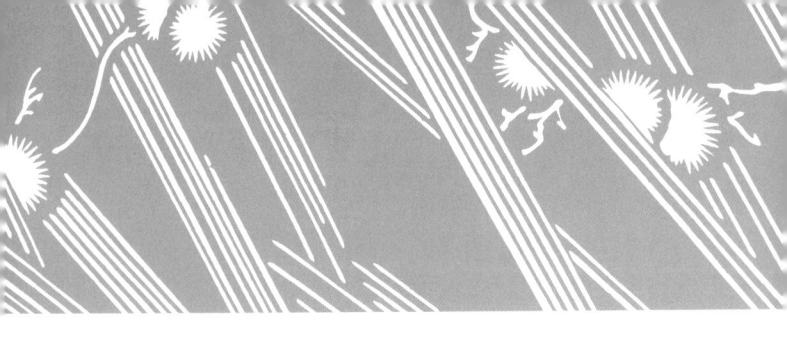

Der einzige Weg, die Zukunft
vorherzusagen, ist sie zu erschaffen.

Egal, wie groß deine Eltern sind,
wachsen musst du selbst.

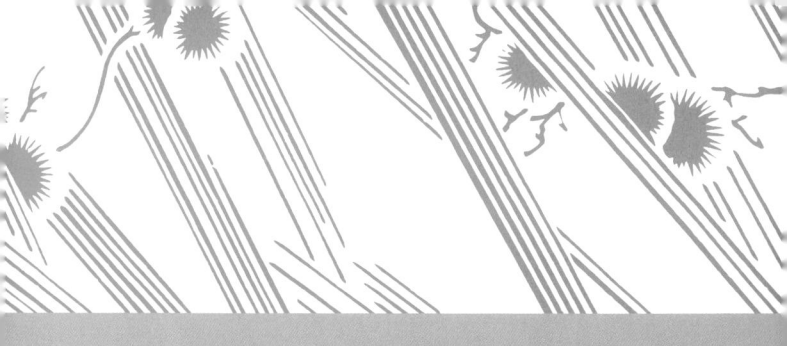

Schaffe dir eine Heimat in deinem Geist
und nehme sie überall mit hin.

Das Leben ist gut verbracht, wenn du
eine Liebe zum Lernen entwickelst.

Wenn du das Kriegsbeil begräbst, verzichte darauf, das Grab zu kennzeichnen.

Das Leben wird besser durch Freunde, denen man vertrauen kann.

Oft liegt mehr Gefahr in den Dingen, die wir begehren, als in denen, die wir fürchten.

Es ist klug, zu den Menschen freundlich zu sein, denen du auf deinem Weg nach oben begegnest, denn du könntest sie auf deinem Abstieg wieder treffen.

Gehe durchs Leben, bewaffnet mit der Stärke des Wissens um deine Schwäche.

Es ist nicht gut, durchs Leben zu gehen und seinen eigenen Wert zu unterschätzen, während andere sich selbst überschätzen.

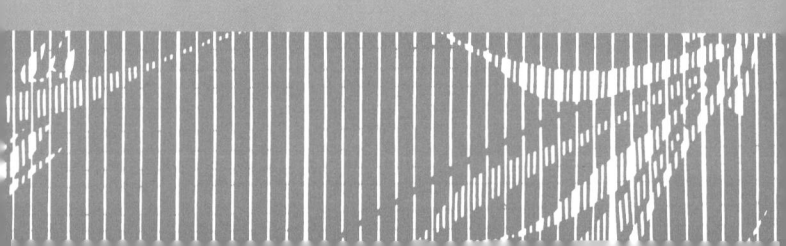

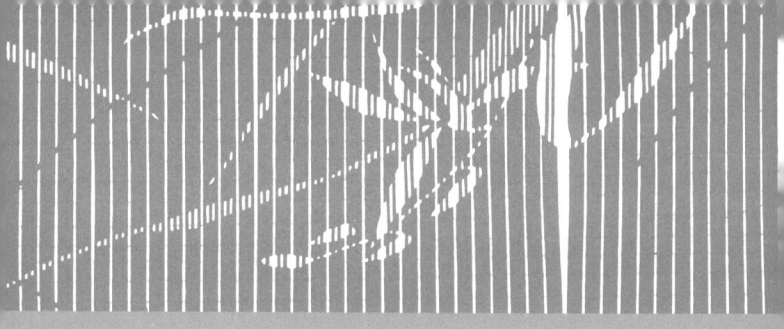

Manchmal ist das Nichtstun besser als das Irgendetwas-ist-besser-als-Nichtstun.

Wenn du glaubst, alles zu wissen, dann kannst du mit dem Lernen beginnen.

Wir sind niemals so lebendig wie beim Lernen.

Das absolut Beste, das man einem Menschen beibringen kann, ist Wissbegier.

Begib dich auf die Lernkurve des Lebens, und dein Leben wird zu einem geschlossenen Kreis.

Wahres Wissen besteht darin, das Ausmaß seiner Unwissenheit zu kennen.

Konfuzius

Bei einer einzigen Unterhaltung mit einem Weisen kann man mehr lernen als in Jahren des Studiums.

Gleichgültigkeit ist die Decke,
unter der die Menschheit
erstickt.

**Ein korrigierter Fehler
macht mehr Eindruck
als trockene Fakten.**

Wenn der Schüler bereit ist,
erscheint der Meister.
                Buddhistisches Sprichwort

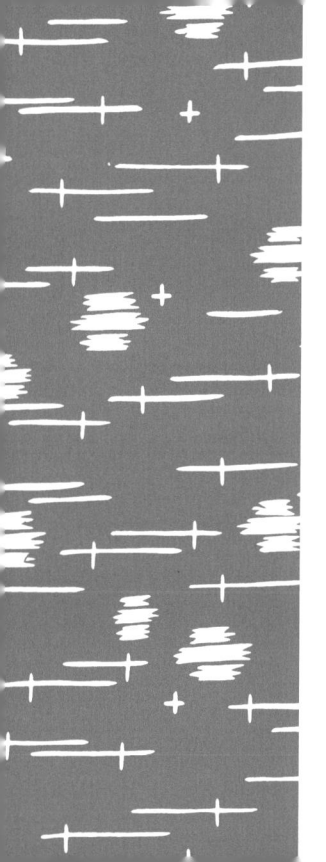

Im Leben muss man gleich viel verlernen wie lernen.

Ein gut gelebtes Leben wird alles Wissen in Frage stellen, anstatt es anzubeten.

Die einzige Liebesbeziehung, die ein Leben lang hält und nicht in Tränen enden kann, ist die zum Wissen.

Übe deinen Geist regelmäßig in neuen Ideen; er muss genauso fit gehalten werden wie der Körper.

Das Leben ist wie ein Segeltörn auf dem Meer des Wissens, bei dem man versucht, nicht in den Wogen überflüssiger Information zu kentern.

Sei achtsam und du wirst jeden Tag etwas Neues dazulernen.

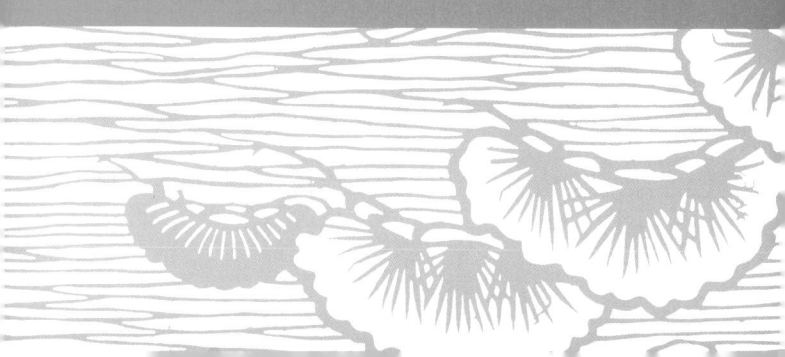

Wir müssen lernen zu verlernen, was unwahr ist.

Wer alles zu schnell versteht, wird niemals etwas lernen.

Lernen muss man mit dem ganzen Körper.

Um zu lernen, müssen wir all unsere vorgefassten Meinungen über Bord werfen.

Sobald jemand in einer Sache Meister geworden ist, sollte er in einer neuen Sache Schüler werden.

Das Leben endet
in dem Alter,
in dem wir zu
lernen aufhören.

Jeder kann das Meer
des Wissens vom
Ufer des Staunens
aus sehen, aber
wenige sind mutig
genug, den Sprung
zu wagen.

Wir lernen wenig von denen, die jedem unserer Worte zustimmen.

Eine Lektion über das Leben und Lernen kann uns der Computer lehren.
Ein Computer kann lernen, verlernen und wieder erlernen, ohne dass ihm sein Ego in die Quere kommt.

Das Streben nach einer Antwort vermag uns im Leben mehr zu lehren als eine Lösung, die uns gegeben wird.

Wahres Verständnis entsteht nur, wenn man lernt, etwas von allen Seiten zu betrachten.

Ohne ein Ziel in Sichtweite wirst du nur die Hindernisse sehen.

Nimm dir etwas Großes vor.

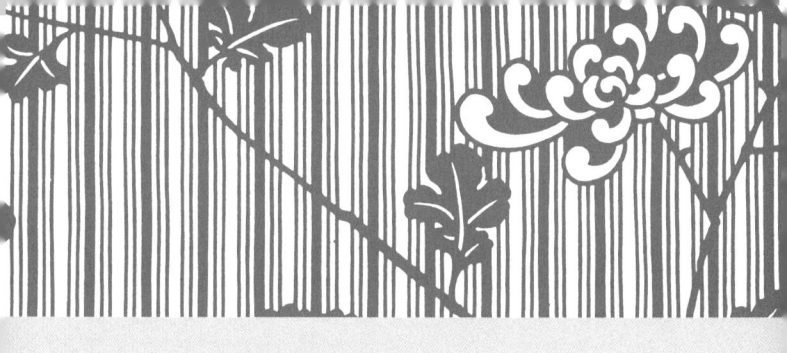

Wer auf seinem Weg durchs Leben immer genau weiß, wo er hingeht, verpasst die Chance, woanders anzukommen.

Lebe ein erfülltes Leben, auf das du zurückblicken und dabei reflektieren kannst, was du getan hast; nicht ein Leben, wo alles, worauf du zurückblicken kannst, das ist, was du hättest tun können.

Wenn jeder nur von dem ausgehen würde, was möglich ist, wären einige der unmöglichsten Leistungen nie vollbracht worden.

Du musst eine Tür einbauen, bevor die Gelegenheit anklopfen kann.

Ein
Lebensziel
ist ein
Traum,
dem eine
Frist
gesetzt ist.

Wie sollen wir herausfinden, wie weit
wir im Laufe eines Lebens gehen
können, wenn wir nicht hin und wieder
riskieren, zu weit zu gehen?

Ein gelebtes Leben besteht darin,
viele Gelegenheiten zu schaffen und
einige aufzuheben, die auf unserem
Weg liegen.

Eine Frist ist nützlich für jene,
denen es an Inspiration mangelt.

Du kannst die Lebensleiter erklimmen, um ganz nach oben zu kommen, aber dort angekommen, musst du immer weiterklettern.

Im Schlaf mögen deine Träume real erscheinen, aber um sie zu verwirklichen, musst du aufwachen und aufstehen.

Wenn du deinen Ideen Flügel wachsen lässt, vergiss nicht, ihnen auch ein Fahrgestell einzubauen.

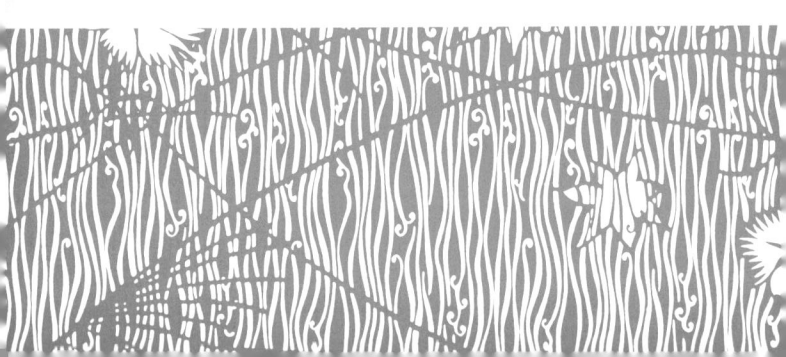

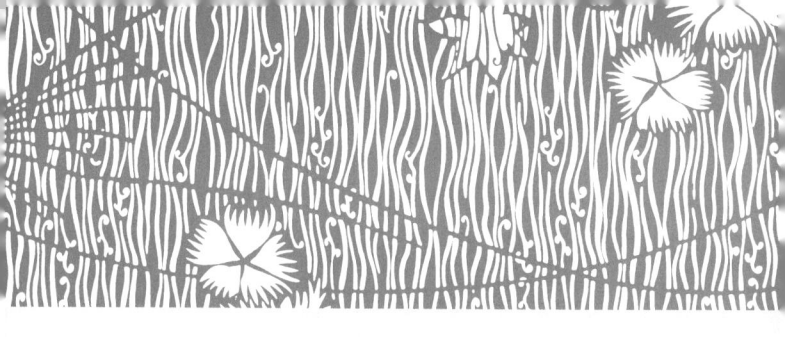

Es gibt große Dinge außerhalb unserer Leistungsfähigkeit und einige kleine Dinge, die wir zu tun uns weigern. Das Wichtige ist, Dinge nicht nicht zu tun.

Wenn dich das Leben nicht aufhält, wer soll dich dann stoppen?

Das Leben ist voller optischer Täuschungen.
Das Leben ist voller Hindernisse.
Das Leben ist voller hinderlicher Täuschungen.
Das Leben ist voll.

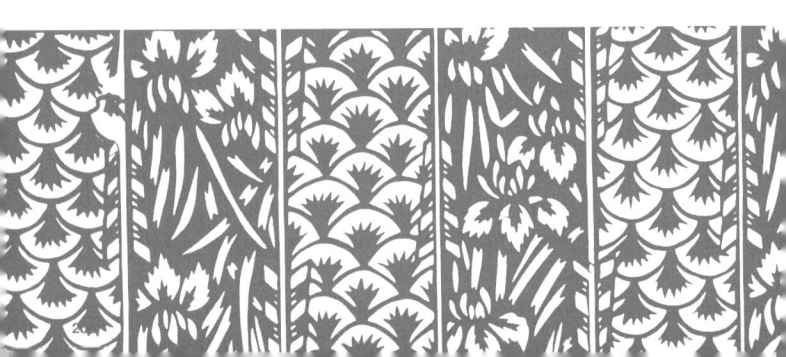

Kommen wir jemals an den Punkt,
an dem es zu spät ist, zu werden,
was wir hätten sein können?

Neunundneunzig Prozent des Lebens
scheinen wir damit zu verbringen,
in letzter Minute etwas zu ändern.

Siebzig Prozent des Erfolgs im Leben beruhen auf Selbstdarstellung.

Woody Allen

Für neunzig Prozent der Menschen besteht der Sinn des Lebens darin, es zu fristen.

Was dem einen unmöglich erscheint, ist für den anderen eine Herausforderung.

Dem Abenteuer geht die Vision voraus.

Es gibt nur drei Methoden, um leben zu können: betteln, stehlen oder etwas leisten.

> Honoré de Mirabeau

Das Leben ist das größte Geschäft. Du bekommst es geschenkt.
Jüdisches Sprichwort

Nur wenige Orte, die zu finden es sich lohnt, sind über Abkürzungen erreichbar.

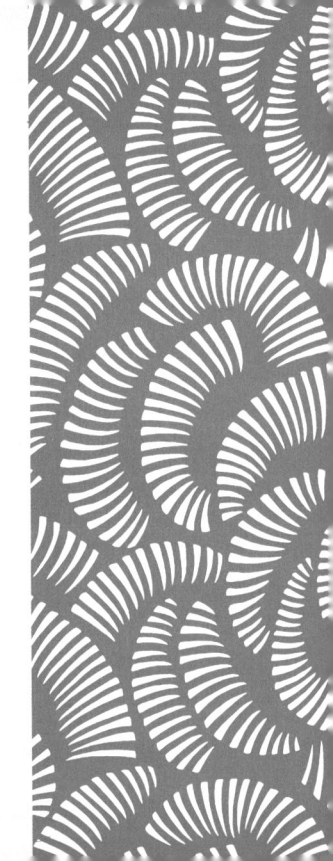

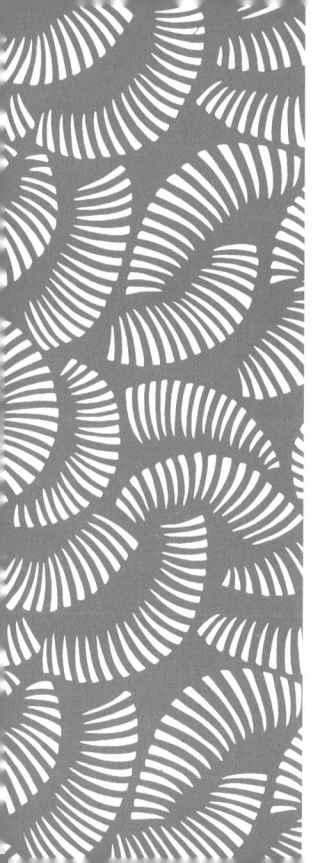

Wenn wir ehrlich sind,
dann tun wir etwas
oder wir tun es nicht.
Zu versuchen, etwas
zu tun, bedeutet
nichts.

Oft sind es die Regeln,
die dem Erreichen
eines Ziels im Wege
stehen.

Der Mensch fürchtet nicht die Entfernung – es ist der erste Schritt, der ihm Angst macht.

Es gibt einen feinen Unterschied zwischen Genie und Wahnsinn – heutzutage kann man in beidem erfolgreich sein.

Wenn du Luftschlösser gebaut hast, muss deine Arbeit nicht umsonst gewesen sein; denn in die Luft gehören sie. Jetzt setze die Fundamente darunter.

      Henry David Thoreau

Dem Sturm des Tuns folgt immer
die Ruhe des Getanhabens.

Die meisten Menschen würden in
kleinen Dingen Erfolg haben, wenn sie
nicht so furchtbar ehrgeizig wären.

Ein verschwendetes Leben ist eines,
in dem man etwas gründlich getan hat,
das niemals hätte getan werden dürfen.

Im Wildwuchs der Probleme musst du an die Wurzeln gehen.

Viele halten hartnäckig daran fest, den einmal eingeschlagenen Weg weiterzuverfolgen, wenige am Verfolgen des Ziels.

Friedrich Nietzsche

Auch wenn wir nicht dort sind, wo wir hinwollen, sind wir zumindest nicht mehr dort, wo wir waren.

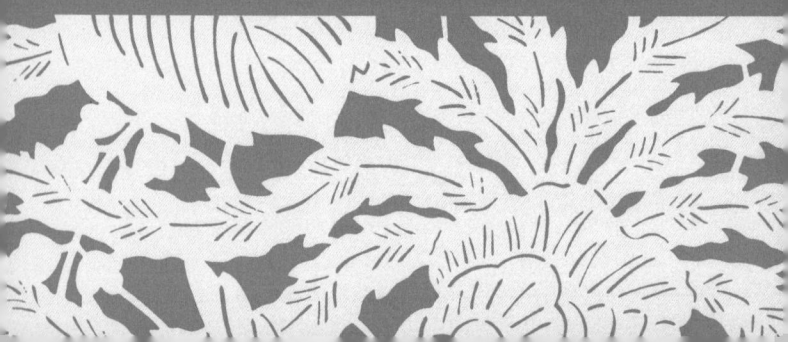

Das Ziel des einen ist der Startpunkt des anderen.

Die Jugend ärgert die Alten Generation für Generation damit, dass sie das Unmögliche versucht und es erreicht.

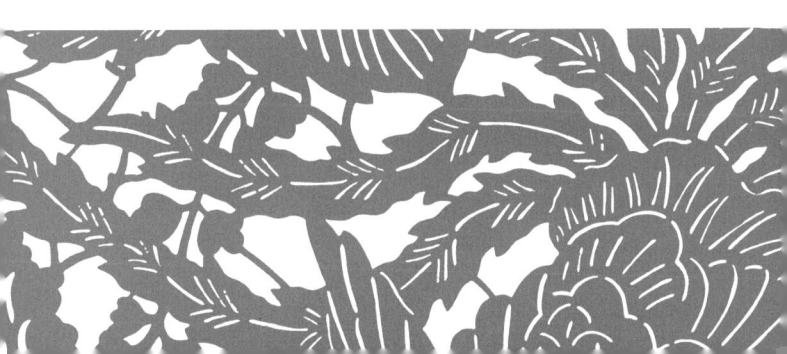

Wenn du die Mitte treffen willst, musst du ein wenig darüber hinaus zielen; jeder fliegende Pfeil unterliegt der Erdanziehungskraft.

Henry Wadsworth Longfellow

Man kann die Mitte verfehlen, indem man zu hoch, aber auch indem man zu niedrig zielt.

Frag nicht, was das Leben dir gibt. Frag, was du gibst!

Blicke zurück auf die Geschichte und bedenke die außergewöhnlichen Dinge, die ein Mensch in einem Leben erreichen kann – und lass dich inspirieren.

Wenn wir jünger sind, sind wir auf der Suche nach uns selbst und lassen uns von anderen sagen, wer und was wir sind, anstatt uns selbst die Fragen zu stellen, auf die nur wir die Antworten wissen können.

**Du kannst kein langes Leben
erwarten, wenn du es behandelst,
als würde es ewig währen.**

Vor allem betrüge dich nicht selbst.

Ich bin niemand außer ich selbst.

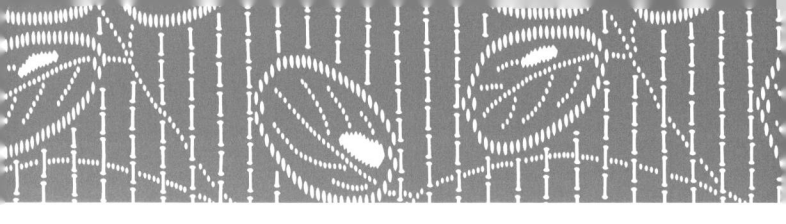

Nur wenige, die lange leben, haben am Ende nicht das Gefühl, dass das Leben, das sie gelebt haben, eigentlich für jemand anderen gedacht war.

Und denk daran: Egal, wohin du gehst, du bist da.

Konfuzius

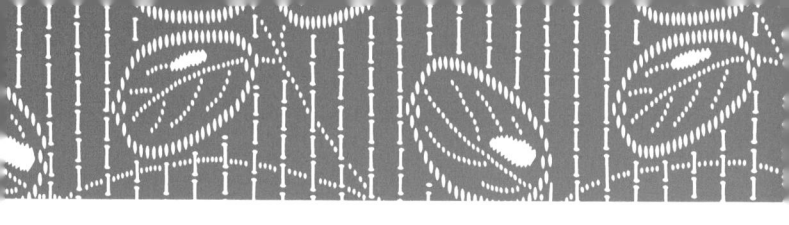

Das Leben ist eine Reise
und nur du hast die Landkarte
in der Hand.

Unser Leben ist verschwendet,
wenn wir mehr Zeit mit dem Versuch
verbringen, eine blasse Imitation von
jemand anderem zu sein, als damit,
wir selbst zu werden.

Wenn wir nicht aufpassen, bringen wir so viel Zeit damit zu, unser wahres Selbst vor anderen zu verbergen, dass wir es nicht einmal selbst erkennen.

Nicht jeder von uns ist zum Dichter geboren, aber jeder von uns ist ein Gedicht.

Jeder Mensch vergeudet einen Teil seines Lebens mit dem Versuch, Qualitäten an den Tag zu legen, die er nicht besitzt.

Würdest du dich selbst erkennen, wenn du auf der Straße in dich hineinlaufen würdest?

Der erste große Schritt zu einem langen Leben ist in diesem Moment zu beschließen, nicht etwas, sondern jemand zu sein.

Lerne zu sein, was du bist, und lass alles los, was du nicht bist.

Jeder von uns hat nur ein Leben: sein eigenes.

Euripides

> Ebenso abscheulich wie die Tore des Hades finde ich, dass der Mensch eine Sache in seinem Herzen verbirgt und eine andere ausspricht.
>
> Homer

Dein Leben gehört dir: Akzeptiere
niemandes Definition deines Lebens.

Dein Leben gehört dir:
Vergeude nicht einen Augenblick.

Dein Leben gehört dir:
Bestimme, wer du bist.

Dein Leben gehört dir:
Lass dich niemals unterwerfen
oder zum Schweigen bringen.

Dein Leben gehört dir:
Lass dich nicht zum Opfer machen.

Wenn du deine wahren Gefühle zeigst, sollte es keinen Grund zur Entschuldigung geben.

Wenn Gott mich anders gewollt hätte, hätte er mich anders gemacht.
    Johann Wolfgang von Goethe

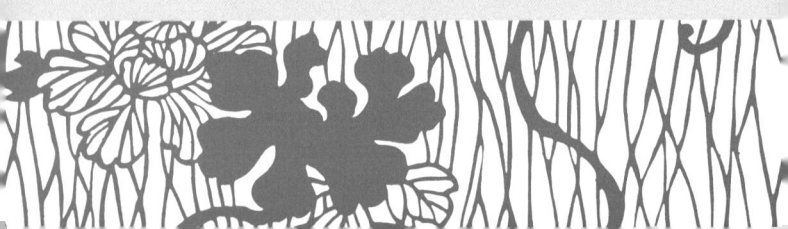

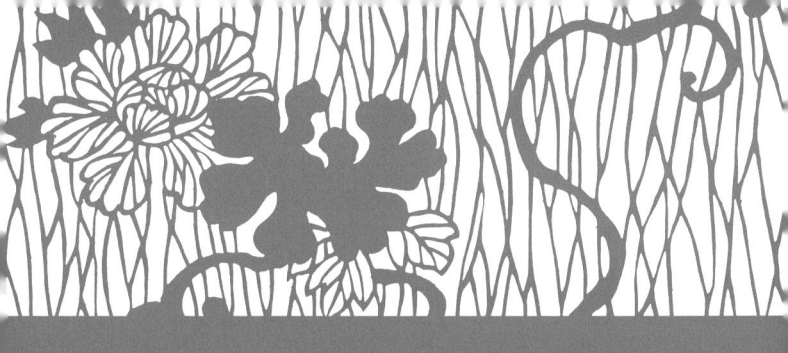

Wo immer du hingehst, gehe mit deinem ganzen Herzen.

                                            Konfuzius

Lass die Welt dich kennen lernen, wie du bist.

Was ist eine Uhr anderes als ein
Folterinstrument, das vor sich hintickt,
die Zeit totschlägt und uns das Leben
stiehlt?

Wer die Zeit totschlägt,
verwundet die Ewigkeit.

Es ist nicht möglich, die Zeit
totzuschlagen. Vielmehr ist es
die Zeit, die uns erschlägt.

Man sagt, die Zeit fliegt dahin, dabei sind wir es, die hinter der Zeit herjagen. Die Zeit ist statisch; wir bewegen uns.

Die kürzesten Stunden sind die zwischen Arbeiten und Schlafengehen.

Wenn wir es schaffen könnten, dass jeder Augenblick in unserem Leben zählt, dann hätten wir ein langes Leben verwirklicht.

Am reichsten ist der, der die Zeit nutzt, während die meisten anderen Menschen sie achtlos wegwerfen.

Es braucht ziemlich viel Mut, aufzuwachsen und zu werden, wer man wirklich ist.

Versuche nicht, für jeden alles zu sein. Fange damit an, für dich du selbst zu sein.

Die Zeit behandelt uns alle gleich. Egal, wie viel Reichtum oder Einfluss oder Macht wir haben, für alle ist der Tag gleich lang.

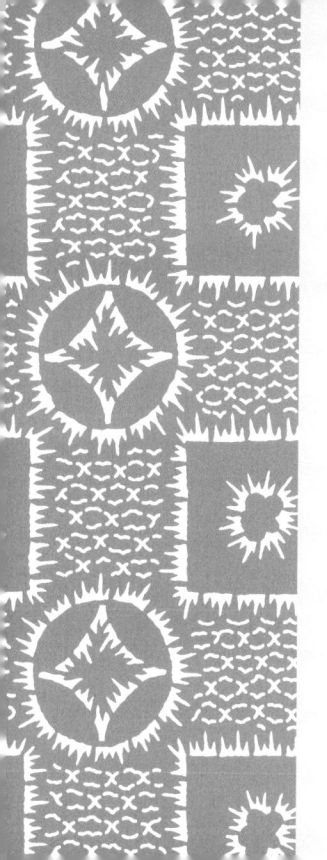

Chancen verstecken sich an den unwahrscheinlichsten Orten.

Das nächste Mal, wenn du glaubst, nicht genug Zeit zu haben, etwas zu tun, denke daran, dass dein Tag auch nicht kürzer ist als der Michelangelos, Leonardo da Vincis, Albert Einsteins ...

Die Zeit, sagt man, sei eine große Lehrerin, doch irgendwann tötet sie jeden ihrer Schüler.

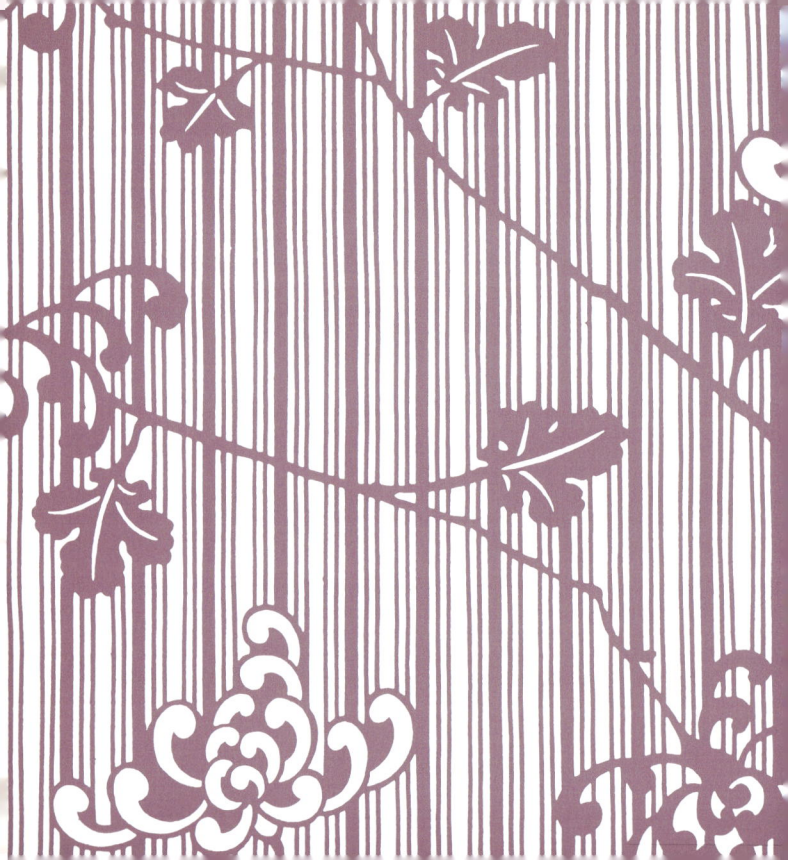

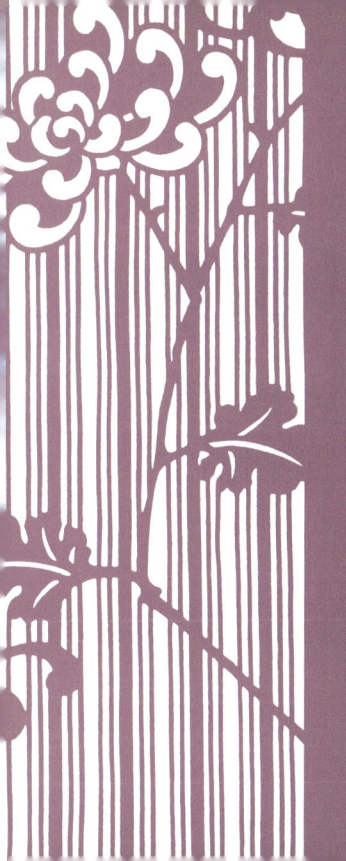

Jung und Alt

Wir werden alle mit dem Bedürfnis nach Liebe in diese Welt hineingeboren, und wir entwachsen ihm unser ganzes Leben lang nicht.

Wir verbringen unser Leben damit, uns an Küsse und an Bedeutungen zu klammern.

Ein Baby ist kein Es.

Babys sind unser wichtigstes Bindeglied zur Zukunft.

Ein Mensch mag geboren werden, aber um geboren zu werden, muss er zuerst sterben, und um zu sterben, muss er zuerst erwachen.
Georges Gurdjieff

Ich wurde geboren. Sage das nicht leichthin. Bedenke die Tiefe dieser Aussage. Sie steht für die Erschaffung einer unsterblichen lebendigen Seele, von etwas, das für alle Ewigkeit Bestand haben wird.

Was unsere Vorfahren begonnen haben, gehört nun uns.

Kinder sind die Stimme des Volkes.

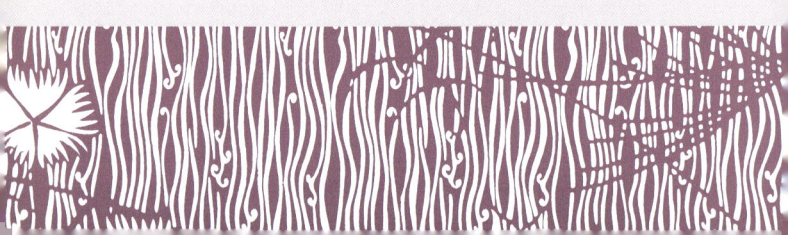

Nur wer erwachsen wird und Kind bleibt, ist ein Mensch.

Sind die Kinder klein, müssen wir ihnen helfen, Wurzeln zu schlagen. Sind sie aber groß geworden, müssen wir ihnen Flügel schenken.

Aus vielen Dingen der Kindheit wachsen wir heraus, aber die Bilder und Geschichten aus dieser Zeit bleiben uns für immer erhalten.

Was unterscheidet das Kindsein so sehr vom Erwachsensein? Der Spaß.

Kinder sind nicht dumm. Sie kennen den Unterschied zwischen einem motorgetriebenen Spielzeug und einem Staubsauger.

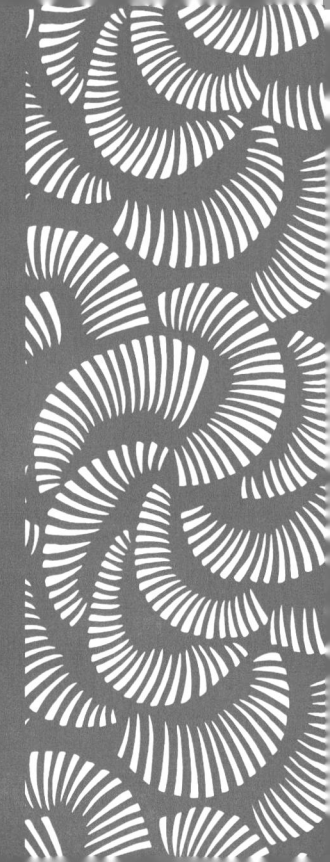

Glück und Kinder
gehen Hand in Hand.

Kinder vertrauen dem
Leben.

Kinderlärm ist Zukunftsmusik.

Wir kritisieren Kinder viel zu schnell, anstatt ihnen mit gutem Beispiel voranzugehen.

Die beste Methode, eine Sache gemacht zu bekommen, ist, sie einem Kind zu verbieten.

Der größte Schlag für einen Erwachsenen ist von Kindern nicht gemocht zu werden.

Kinder lernen weit mehr aus dem Beobachten, wie die Erwachsenen leben, als aus dem, was Erwachsene zu sagen haben.

Erwachsene Menschen können von sehr kleinen Kindern lernen, denn die Herzen kleiner Kinder sind rein. Deshalb mag der Große Geist ihnen Dinge zeigen, die ältere Leute nicht sehen.

Schwarzer Elch

Wer Kinder hat, hat auch Segen.

Des toten Manns Gedächtnis, in den Kindern lebt es fort! Korkstücke tragen schwimmend so das Netz, aus Meergrund treu bewahrend seines Fadens Zug.

Aischylos

Kinder brauchen unsere Liebe dann am nötigsten, wenn sie sie am wenigsten verdient haben.

Kinder, die man nicht liebt, werden Erwachsene, die nicht lieben.

Ein Kind bewegt das Oberste zuunterst –
und rückt gleichzeitig alle Dinge an ihren
richtigen Platz.

Ein falsch erzogenes Kind
ist ein verlorenes Kind.

John F. Kennedy

Wir sollten unseren Kindern das Leben
nicht zu leicht machen. Zu häufig geben
wir Kindern Antworten, wo wir ihnen
Probleme zum Lösen geben sollten.

Was wir brauchen, ist ein bisschen weniger Sorge über die Kinder und ein bisschen mehr Besorgnis über die Welt, in der wir unsere Kinder leben lassen.

Kinder sind die Schöpfer der Menschheit.

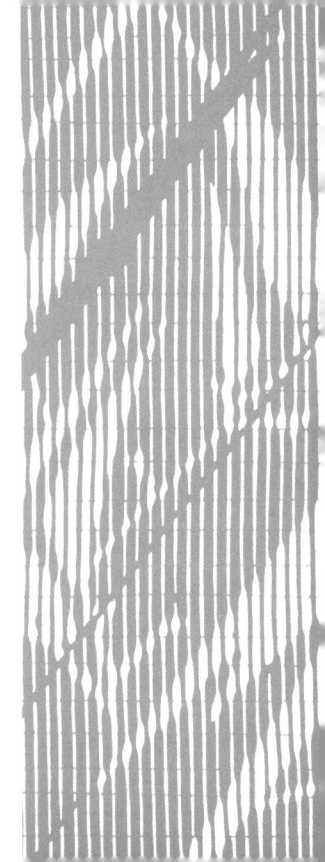

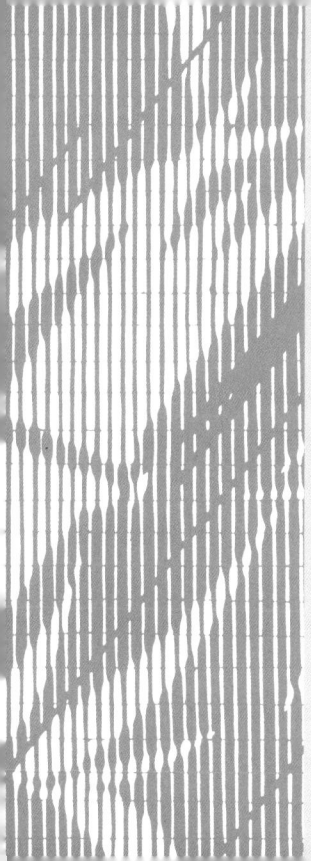

Wie wenig erfüllt sich das Versprechen des Kindes im Mann.

Ovid

Man kann an den Fragen, die sie stellen, erkennen, wie Kinder erwachsen werden. Plötzlich kann man sie beantworten.

Mit Kindern vergehen die Jahre wie im Flug. Doch Augenblicke werden zu Ewigkeiten.

Kindererziehung ist ein Beruf, wo man verstehen muss, Zeit zu verlieren, um Zeit zu gewinnen.

Jean-Jacques Rousseau

Kinder haben, zumindest wenn es nach ihrem Kopf geht, ein unglaubliches Talent, jede Aufgabe, die sie sich selbst gestellt haben, zu ihrer eigenen Zufriedenheit zu erfüllen.

In reichen Ländern versuchen Kinder
immer Kinder zu bleiben und die Eltern
wollen sie zu Erwachsenen machen.
In armen Ländern wollen die Kinder
immer Erwachsene sein und die Eltern
wollen, dass sie Kinder bleiben.

John Ruskin

Wer der Jugend vorangehen will,
muss gerade Wege gehen.

Für ein Kind wird die kleinste Reise
zu einem Abenteuer.

Alle Erziehung ist nur Handreichung zur Selbsterziehung.

Betrachte ein Kind und du siehst eine Welt voller Möglichkeiten und Potenziale.

Kinder sind die Augen, mit denen wir in die Zukunft sehen.

Die Jugend ist an junge Leute völlig verschwendet.

Versuche, das Vertrauen eines Kindes zu rechtfertigen.

Während du dich darüber sorgst, was dein Kind in der Zukunft einmal sein wird oder nicht, vergiss nicht, dass das Kind genau jetzt jemand ist.

Die glücklichste Zeit im Leben ist wahrscheinlich das mittlere Alter, wenn sich die heftigen Leidenschaften der Jugend abgekühlt haben und die Altersgebrechen noch nicht begonnen haben; genau wie die Schatten, die am Morgen und am Abend so lang sind, sich gegen Mittag völlig auflösen.

Thomas Arnold

Das sicherste Zeichen, dass das Alter uns einholt, ist Einsamkeit.

Die Jungen sind die Sklaven ihrer Träume; die Alten Diener ihres Bedauerns. Die schwierigste Kunst ist die Kunst, ohne Bedauern alt zu werden.

Du bist nur so alt, wie du dich fühlst.

Wenn du es richtig machen willst,
musst du jung ins Alter starten.

Wenn jeder, der bei seinem Alter lügt,
Kinder hätte, gäbe es dreimal so viele
illegitime Kinder auf der Welt.

Das Altwerden ist leider immer noch
das einzige Mittel, lange zu leben.

Gestern liebt' ich, / Heute leid' ich, / Morgen sterb' ich: /
Dennoch denk' ich / Heut' und morgen / Gern an gestern.

Gotthold Ephraim Lessing

Ein sicherer Weg, dem Alter zu entgehen, ist sich selbst darauf zu programmieren, dass Alter immer zehn Jahre älter bedeutet, als man selbst ist.

Der Körper mag altern, aber in unseren Köpfen sind wir immer um die sechzehn Jahre alt. Das ist unser Fluch und unser Segen zugleich.

Wir werden nicht alt, wir werden wir selbst.

Hoffentlich werde ich nie so alt, dass ich religiös werde.
>Ingmar Bergmann

Darum verlieren wir nicht den Mut; mag auch unser äußerer Mensch aufgerieben werden, so wird doch der innere von Tag zu Tag neu.
>2. Korinther 4, 16

Übe, lerne und liebe –
so lebst du richtig.

Lange zu leben und sein Leben
gut zu beenden, das ist unsere
Sehnsucht und unsere Bürde.

Werde zusammen mit mir alt!
Das Beste kommt noch.

Robert Browning

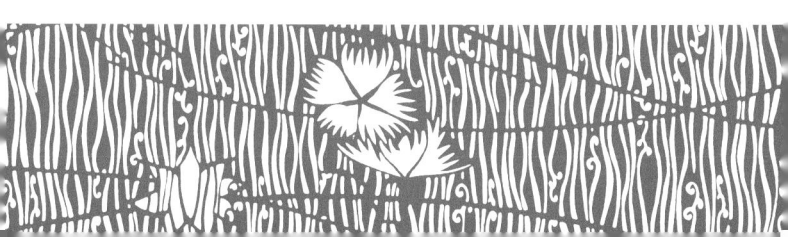

Willst du alt werden, so werde balde alt:
Behalt den Kragen warm,
fülle nicht zu sehr den Darm,
mache dich der Greten nicht zu nah,
also wirst du langsam grau.

                                        Martin Luther

Einigen bedeutet das Alter viel,
vor allem wenn es um Wein
oder Käse geht.

Im Alter gibt es keinen schöneren Trost,
als dass man die ganze Kraft seiner Jugend
Werken einverleibt hat, die nicht mitaltern.

                                  Arthur Schopenhauer

Bist du je stehen geblieben, um zu betrachten, wie schön Blätter altern? Bedenke, wie sie in ihren letzten Tagen vor Licht und Farbe sprühen.

Wir sind nicht mehr was wir waren – aber das ist Anlass zum Feiern, nicht zur Trauer.

Es gibt eine Art, das Leben zu verlängern, die ganz in unserer Macht steht: Früh aufstehen, zweckmäßiger Gebrauch der Zeit, Wahl der besten Mittel zum Endzweck und, wenn sie gewählt sind, muntere Ausführung.

      Georg Christoph Lichtenberg

Sei gewiss, dass jedes Mal,
wenn du glaubst,
dein Leben sei zu Ende,
es anders kommt.

In der Jugend drehen wir das Licht aus romantischen Gründen aus. Im Alter tun wir das aus wirtschaftlichen Gründen.

In Anbetracht der Alternative scheint das Alter plötzlich gar nicht so übel.

Wir können dafür sorgen, dass wir uns länger jünger fühlen, indem wir unsere Ernährung umstellen, Gegengifte einnehmen, um die Gifte aus unserem Körper zu schwemmen, uns regelmäßig bewegen, Yoga praktizieren, uns Atemtechniken aneignen und meditieren. Wir können aber auch einfach weiterleben.

Niemand ist so alt, dass er nicht glaubt,
noch ein Jahr leben zu können.

Cicero

Das Alter ist eine Frage des Gefühls, nicht der Jahre.

Es gibt nur zwei Wahrheiten im Leben: dein Können und dein Versagen.

Niemand ist so bedauernswert und so verlassen wie der, der im Alter das harte Brot der Abhängigkeit essen muss.

Die Sache mit dem Alter ist die, dass es nicht darauf ankommt, wie alt du bist, sondern wie du alt bist.

Im Namen des Hippokrates haben Ärzte die exquisiteste Form der Folter erfunden, die der Mensch je kannte: das Überleben.

Luis Buñuel

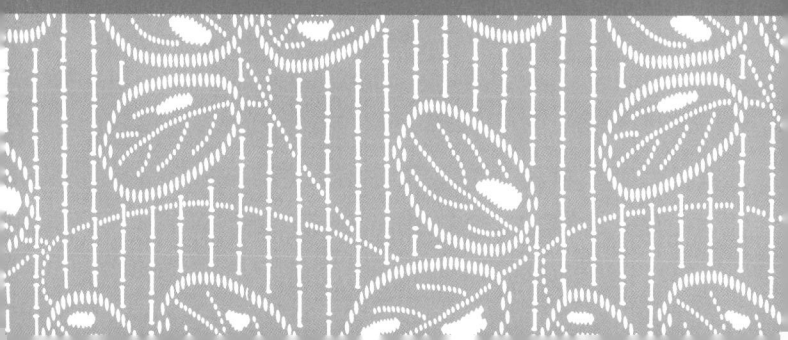

Man sollte einen Menschen nicht nach der Zahl seiner Jahre beurteilen, sondern nach dem, was er in diesen Jahren getan hat.

Wer wahrhaft liebt, wird niemals alt; mag er an Altersschwäche sterben, er stirbt dennoch jung.

Benjamin Franklin

Eben wenn man alt ist, muss man zeigen, dass man noch Lust hat zu leben.

Johann Wolfgang von Goethe

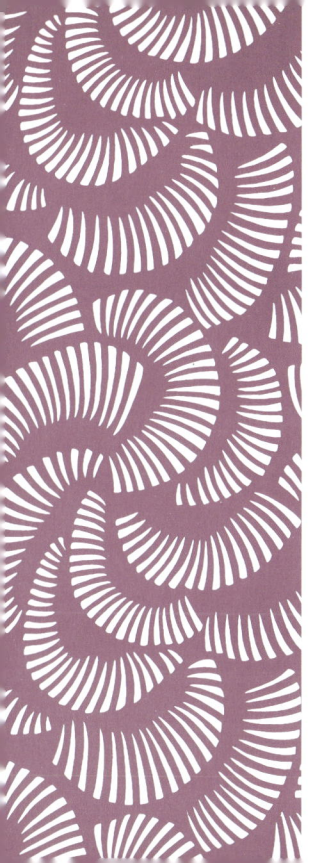

In dem Moment, in dem wir beginnen, uns selbst nicht mehr zu mögen, werden wir zur unterdrückten Minderheit.

Der Geist sollte niemals alt werden.

Der Wert des Alters hängt von der Person ab, die es erreicht. Für einige, die schon früh etwas geleistet haben, ist es nutzlos. Anderen, die sich erst spät entwickeln, gibt es die Möglichkeit, ihr Werk zu vollenden.

Thomas Hardy

Sind wir jung, schwindeln wir bei der Altersangabe und versuchen uns ein bisschen älter zu machen. Haben wir ein gewisses Alter erreicht, schwindeln wir wieder und versuchen uns ein wenig jünger zu machen. Zufrieden sind wir mit unserem Alter nie.

Vierzig ist das Alter der Jugend, fünfzig ist die Jugend des Alters.

Victor Hugo

Geh schlafen, wann immer du dich gezwungen fühlst, dazusitzen und dir Sorgen zu machen.

Arbeit ist immer anregend, verjüngend, spannend und befriedigend.

Es scheint, als ob die meisten Menschen nicht wissen, wie man alt ist.

Warum sollten Achtzigjährige nicht mit Schneebällen werfen?

Es ist nur der Körper, der sich verändert – in unserem Inneren bleiben wir dieselben.

Das Leben wird, genau wie Käse, mit dem Alter besser.

Auf dem Gipfel unseres Alters können wir entweder nach vorne auf den nächsten Berg sehen, den wir besteigen wollen, oder zurück nach unten schauen, von wo wir hergekommen sind.

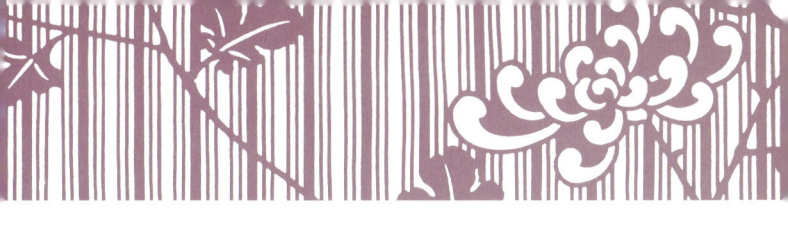

Von der Lebensmitte an bleibt nur der wirklich lebendig, der bereit ist, mit dem Leben zu sterben.
Carl Gustav Jung

Du kannst dasitzen und darauf warten, dass das Alter dich einholt, oder aufstehen und in die entgegengesetzte Richtung gehen.

Cato der Ältere, sagt man, begann im Alter von achtzig Jahren Griechisch zu lernen. Das nennt man Optimismus.

Das Leben wird nach Jahren gezählt und nach Taten bemessen.

Freue dich deines Lebens, es ist schon später, als du denkst.

**Man muss lange leben,
um ein Mensch zu werden.**

**An jeder neuen Idee klebt ein
kleiner Schmerz.**

Trinke auf das Leben –
auf alles, was es war, und
auf alles, was es sein wird.

Reife ist, wenn man die richtigen Dinge tut, obwohl sie von den Eltern empfohlen wurden.

Im Alter scheinen die Tage lang und die Jahre kurz; ganz im Gegenteil zur Zeit unserer Jugend, als kein Tag je lang genug und ein Jahr eine Ewigkeit war.

Die Jugend ist eine Torheit, deren Heilung das Alter ist.

Graue Haare sind ein Zeichen von Weisheit.

Wenn wir leben, um alt zu werden, zahlen wir für die Exzesse unserer Jugend.

Manch gute Melodie wurde auf einer alten Geige gespielt.

Samuel Butler

Es scheint, je älter wir werden,
desto älter wollen wir werden.

Mit Heiterkeit und Lachen
lass die Runzeln des Alters kommen.
William Shakespeare

Wenn du über das Leben nicht lachen
kannst, wozu ist es dann nütze?

Es ist seltsam, jeder möchte lange leben,
aber keiner will alt werden.

Die Menschen sind am ältesten, die ihren Enthusiasmus überlebt haben – ob sie fünfzig oder hundert Jahre alt sind.

Auch einem alten Menschen kann noch das völlig Unerwartete passieren.

Methusalem wurde 969 Jahre alt, doch wir haben in den letzten fünfzig Jahren mehr Veränderungen erlebt als er in seinem ganzen Leben. Neugier und Begeisterung sind die besten Hilfsmittel für ein langes Leben.

Im Herzen jedes menschlichen Wesens wohnen Staunen und Lebensfreude.

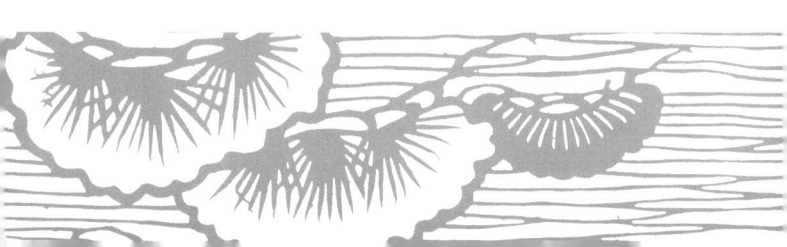

Genieße das Alter, das du erreicht hast, ohne Bedauern wegen der Vergangenheit oder Angst vor der Zukunft.

Bevor ich ein alter Mann wurde, war ich darauf bedacht, würdig zu leben. Jetzt, im Alter, richtet sich mein Streben darauf, würdig zu sterben.

Seneca

Anstatt dir darüber Sorgen zu machen, ob du morgen noch hier sein wirst, genieße das Heute.

Was die Zeit dem Menschen an Haar entzieht, das ersetzt sie ihm an Witz.
William Shakespeare

Das Alter ist ein exklusiver Klub und nicht jeder hat das Glück, sich für die Mitgliedschaft zu qualifizieren.

An dem Tag, an dem wir unsere vergangenen Glücksmomente vergessen, werden wir alt.

Wir sollten uns der Natur nicht widersetzen, sondern uns ihr unterwerfen und von ihr lernen.

Um jung zu bleiben, iss gut, schlafe gut, bewege dich und schwindele bei deinem Alter.

Oh, was für ein alltägliches Geschäft das Leben ist.

Jules Laforgue

Denke daran:
Alle alten Menschen waren einmal jung, aber nicht alle jungen Menschen werden sicher das Alter erreichen.

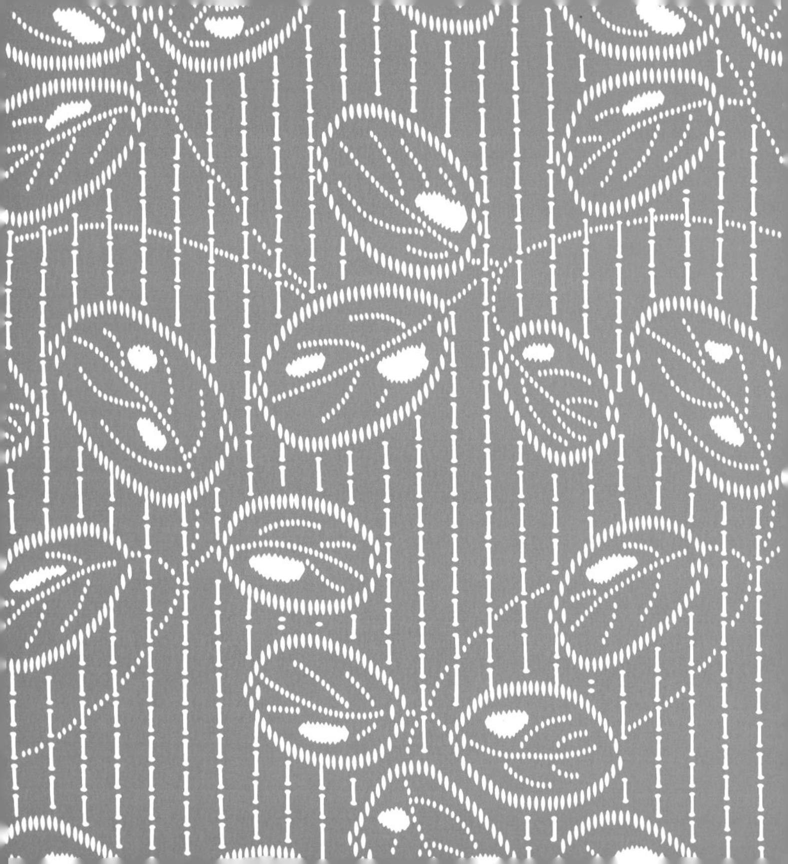

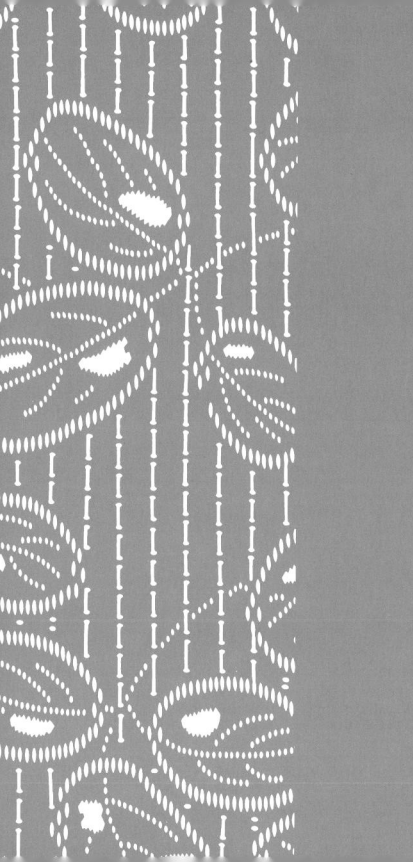

Grund-
sätzliches

Nach Wahrheit forschen, Schönheit lieben, Gutes wollen, das Beste tun – das ist die Bestimmung des Menschen.

Wer nichts hat, wofür er stirbt, hat auch nichts, wofür er lebt.

Das menschliche Leben ist einfach eine Sache der Entscheidung, was einem wichtig ist.

Es ist dein Recht, auf dieser Erde zu existieren und über dein Leben zu entscheiden.

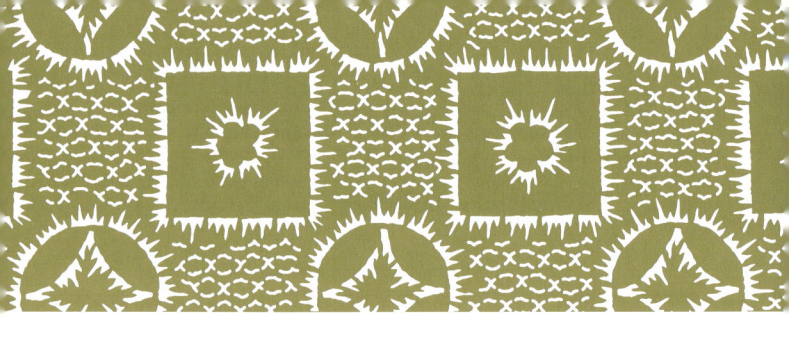

Lass das Gestern nicht zu viel von deinem Heute aufbrauchen.

Wenn du immer noch darüber redest, was du gestern gemacht hast, kannst du heute noch nicht viel getan haben.

Der innere Frieden liegt irgendwo
zwischen dem Versuch, die Vergangenheit noch einmal zu durchleben, und
der Sorge um die Zukunft.

Die Vergangenheit ist ein guter Ort
für einen Besuch, aber ich würde dort
nicht leben wollen.

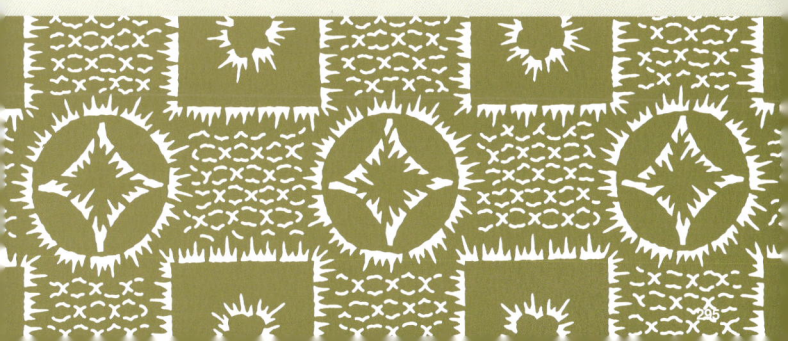

Tatsache ist: Wenn du dir über das Morgen Sorgen machst, kommt das Morgen. Wenn du dir über das Morgen keine Sorgen machst, kommt das Morgen auch.

Frage dich, was du jeden Tag tun
könntest, um dich während deiner
wachen Stunden lebendiger zu
fühlen.

Nimm dir eine Stunde des Tages
nur für dich und nutze sie
ausschließlich zu diesem Zweck.

Tu etwas, tu irgendetwas,
aber tu nicht gar nichts.

Sorge ist eine unendliche Spirale aus ineffizienten um die Angst kreisenden Gedanken.

Glücklich ist, wer bei Tag zu beschäftigt und bei Nacht zu schläfrig ist, um sich Sorgen zu machen.

Einen erfolgreichen Menschen erkennt man daran, dass er einen ganzen Tag auf einer Bank am Fluss verbringen kann, ohne sich deswegen schuldig zu fühlen.

Sorge wirft oft einen langen Schatten auf eine kurze Sache.

Zu jeder Überlebens-
ausrüstung sollte Sinn
für Humor gehören.

Ein mutiger Mann
braucht keine Waffen.

Es ist leicht,
tapfer zu sein,
in sicherer Entfernung.

Äsop

Je tapferer der Arm, desto länger das Schwert.

Wer lebt, der kämpft.
Victor Hugo

Wir sind nicht auf die Welt gekommen, um das Leben zu genießen, sondern um anderen Menschen Freude zu bereiten.

Achte nicht darauf, wohin du gefallen bist, sondern darauf, wo du ausgerutscht bist.

Gott hat uns mit zwei Enden ausgestattet – eines, um darauf zu sitzen, und eines, um damit zu denken. Erfolg hängt davon ab, welches Ende du benutzt.

Aufzugeben ist nicht immer ein Zeichen von Schwäche. Manchmal bedeutet es, stark genug zu sein, um loszulassen.

Versprich nur, was du auch halten kannst. Dann gib mehr, als du versprochen hast.

Wenn du verlierst, vergiss die Lehre daraus nicht.

Sei wissbegierig.

Um etwas über die vor dir liegende Straße zu erfahren, frage die, die auf ihr zurückkehren.

Chinesisches Sprichwort

Die Vergangenheit
ist schon vorbei.

Die Zukunft
hat noch nicht
begonnen.

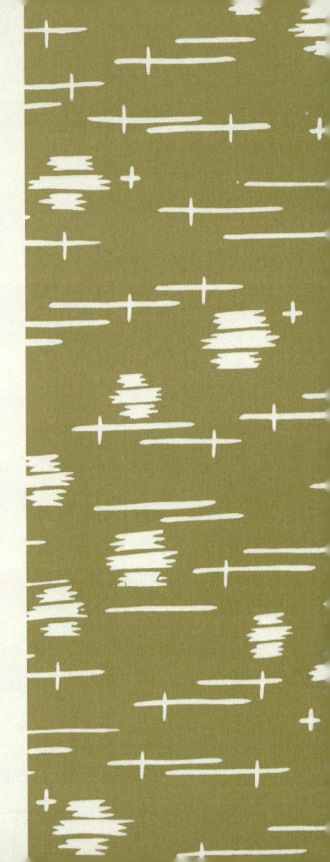

Alles verändert sich ständig.

Schätze die Vergangenheit, freue dich auf die Zukunft. Lebe im Jetzt.

Kleb nicht an deinen abgedroschenen Ansichten; umarme die neuen.

Schau nach innen – dort liegt deine Stärke.

Das Selbst kennt keine Begrenzungen außer denen, die es sich selbst auferlegt.

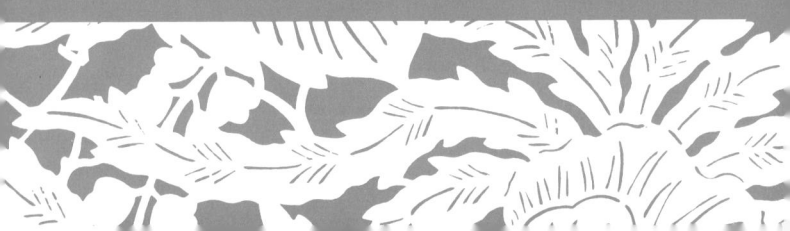

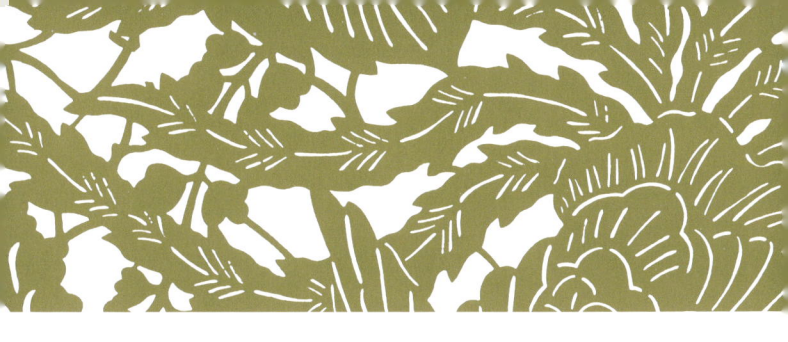

Der Sinn des Lebens ist das Sein –
also das Gegenteil von Nichtsein.

Denke nie über Dinge nach, von denen
du nicht willst, dass sie passieren.

Solange wir uns von Habsucht und Gewinnstreben leiten lassen, kann es keinen Frieden geben.

Du musst lernen, auf die Stimme deines inneren Selbst zu hören.

Obwohl niemand die Zeit zurückdrehen und ganz von vorn anfangen kann, kann jeder von uns in diesem Moment neu anfangen und damit das Endergebnis beeinflussen.

Jeder von uns schafft sich seine eigene Wirklichkeit gemäß seinen Überzeugungen, seinen Erwartungen und seinen Handlungen.

Kein Traum ist so groß, dass wir nicht in ihn hineinwachsen können.

Das Wissen wird vom Geist früherer Ansichten heimgesucht.

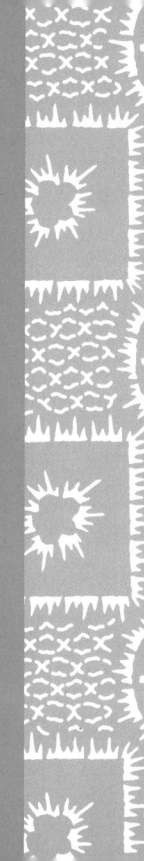

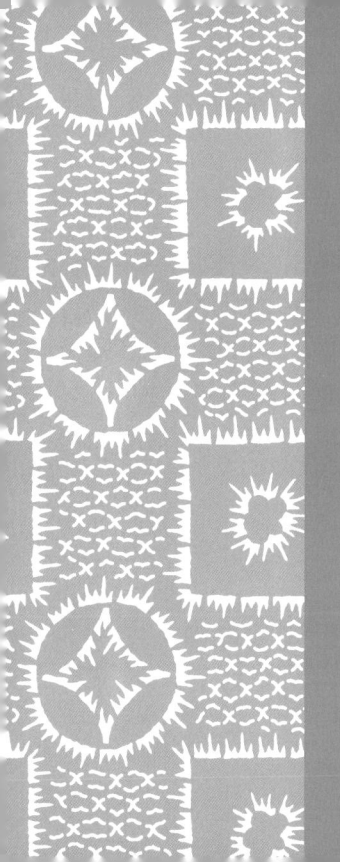

Wenn du keine Zeit hast, es richtig zu machen, musst du dir Zeit nehmen, es zu überarbeiten.

Kenne deine Grenzen – aber höre nie auf, zu versuchen sie zu überschreiten.

Wer mit Dreck wirft, verliert an Boden.

Gelegenheiten sind nie verloren –
immer wird irgendjemand die
wahrnehmen, die du verpasst hast.

Mancher ist zu sehr damit beschäftigt,
den Boden aufzuwischen, als dass er
den Wasserhahn abdrehen könnte.

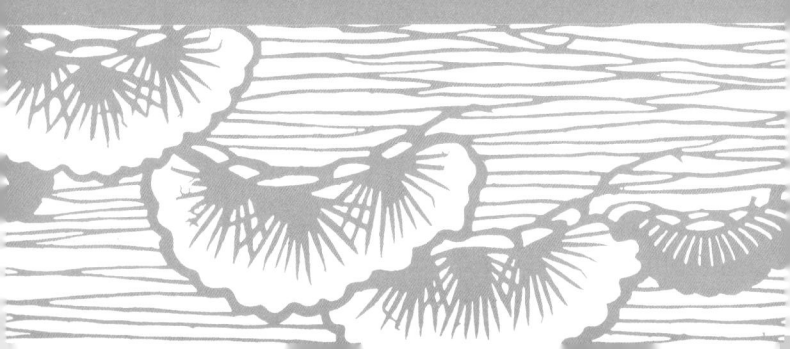

Wenn du auf nichts abzielst, wirst du jedes Mal einen Treffer landen.

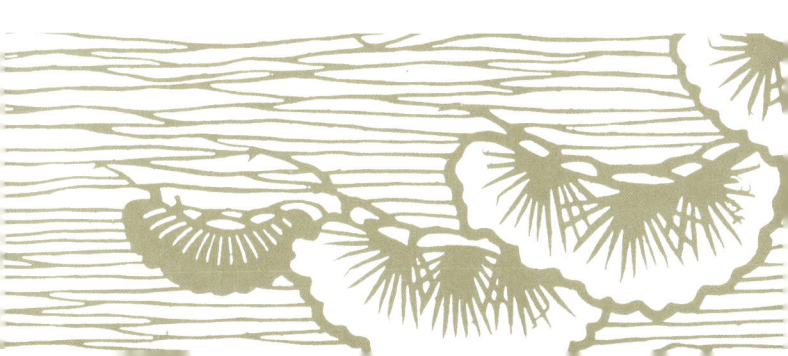

Vision ohne Aktion ist ein Tagtraum. Aktion ohne Vision ein Albtraum.

Wenn das Pferd tot ist, kommst du weiter, wenn du absteigst.

Die Zitrone hat weit mehr Saft als in dein Auge spritzt.

Wer zu spät kommt,
den bestraft das Leben.

Die Wahrheit besteht aus mehr als reinen Fakten.

Auch eine kaputte Uhr zeigt zweimal am Tag die richtige Zeit.

Nie Schüler irgendeines Mannes sein, aber Hörer aller.

Großmütter sind Mütter mit ganz viel Zuckerguss obendrauf.

Wir leben in einer Zeit, in der die Wahrheit so verschüttet ist, dass Erleuchtung fast unmöglich ist.

Vor der Erleuchtung –
hacke Holz, hole Wasser.
Nach der Erleuchtung –
hacke Holz, hole Wasser.

Zen-buddhistisches Sprichwort

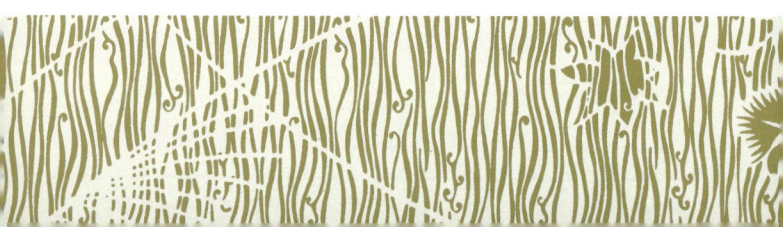

Klopfe im Himmel an
und höre den Ton.

                               Zen-Spruch

Der Erleuchtete sieht das Leben als
Chance, noch erleuchteter zu werden.

Wenn du einen Krapfen kaufst, vergiss nicht, das Loch mitzuessen.

Einen Menschen, der so tut, als ob er schläft, kannst du nicht wecken.

Unser größtes Glück liegt in unserer inneren Schatzkammer. Darin ist alles, was wir jemals brauchen könnten.

Heimlichtuerei funktioniert immer nur vorübergehend.

Die Notwendigkeit ist ein Übel, aber das größere Übel ist die Notwendigkeit, sich im Leben ständig an Notwendigkeiten orientieren zu müssen.

Die beste Zeit, ein Problem anzupackem, ist die Zeit vor seiner Entstehung.

Halte dich an deine Freunde, nicht an die Vorteile der Freundschaft.

Mit guten Freunden an unserer Seite können wir immer sicher sein, Hilfe in der Not zu erhalten, auch wenn es nie dazu kommen sollte.

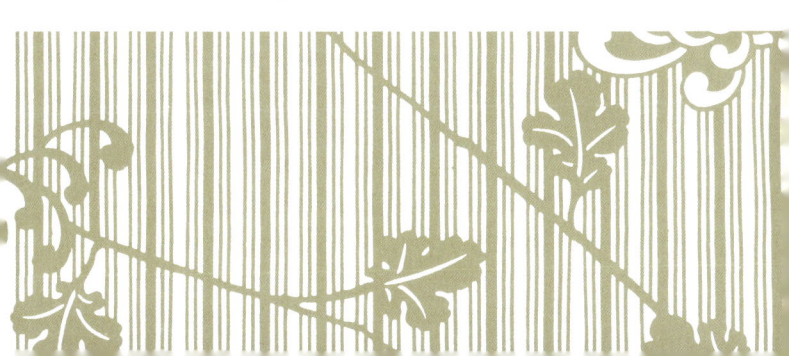

Es gibt keinen guten Grund, ein Leben zu beenden, außer das eigene.

Wenn du zwei Hasen gleichzeitig jagst, wirst du keinen fangen.

Vom Boden kannst du nicht herunterfallen.

Ein Stolpern verhindert manches Mal das Fallen.

Ein Weiser kann vom Grund eines Schachtes aus mehr sehen als ein Narr von einer Bergspitze.

Philosophie ist nichts anderes als gesunder Menschenverstand in schicker Kleidung.

Wenn wir Zeit verschwenden, schlagen wir Leben tot.

Wichtig ist die Lebensfreude, dann spielt das Alter keine Rolle.

Lebe heute, denn morgen ist bereits alles Geschichte.

Lerne vom Gestern, lebe für das Heute, hoffe auf das Morgen.

Wer arm lebt, stirbt reich.

**Zuerst kommt das Leben,
dann der Lebensunterhalt.**

An dem Tag, an dem du läufst,
wirst du nicht älter.

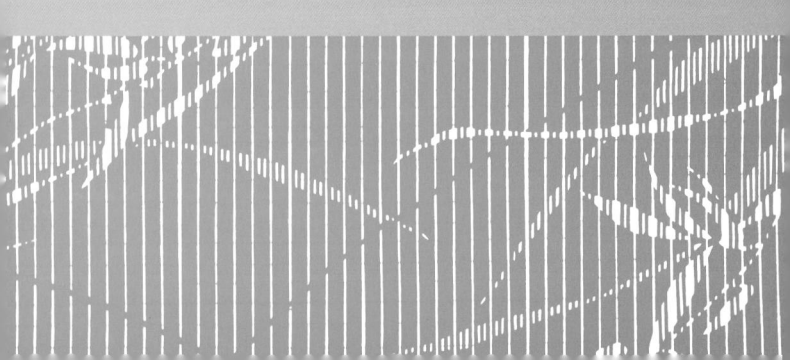

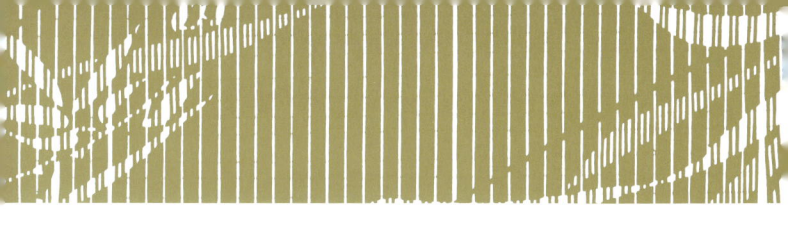

Niemand hat je auf dem Sterbebett behauptet, er hätte gern mehr Zeit im Büro verbracht.

Denke immer daran, dass wir in zwei Welten leben – einer sichtbaren und einer unsichtbaren.

Volle Taschen sind es nicht wert, seine Seele dafür zu verkaufen.

Nutze die Dinge, die die Natur uns geschenkt hat, weise.

Wir verbringen einen großen Teil des Lebens damit, die Achtung anderer zu erwerben. Aber Selbstachtung zu gewinnen, darauf verwenden wir wenig Zeit.

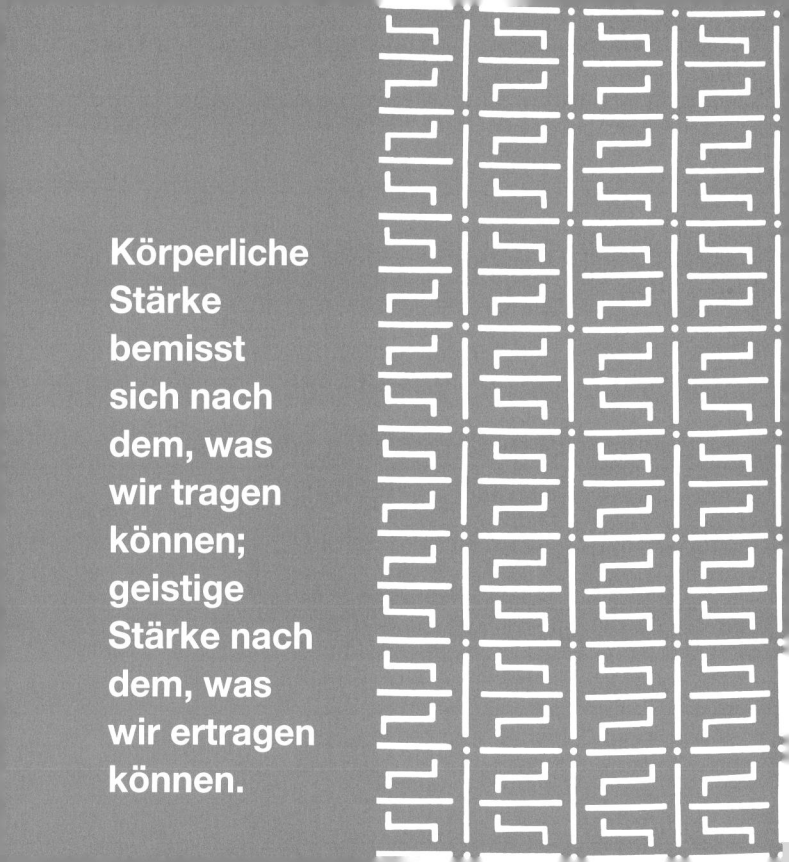

Körperliche Stärke bemisst sich nach dem, was wir tragen können; geistige Stärke nach dem, was wir ertragen können.

Mache dich nicht so klein!
Du bist gar nicht so groß!

Wir können wählen, ob wir uns selbst treu bleiben und riskieren, uns vor anderen lächerlich zu machen, oder ob wir uns verstellen und riskieren, unsere Selbstachtung zu verlieren.

Wie kann jemand das Leben aushalten, der sich selbst nicht aushält?

Es ist besser, Leuten zu missfallen, indem man etwas tut, von dem man weiß, dass es richtig ist, als ihnen vorübergehend zu gefallen, indem man etwas tut, von dem man weiß, dass es falsch ist.

Das Leben hört ebenso wenig auf, lustig zu sein, wenn Leute sterben, wie es aufhört, ernst zu sein, wenn Leute lachen.

George Bernard Shaw

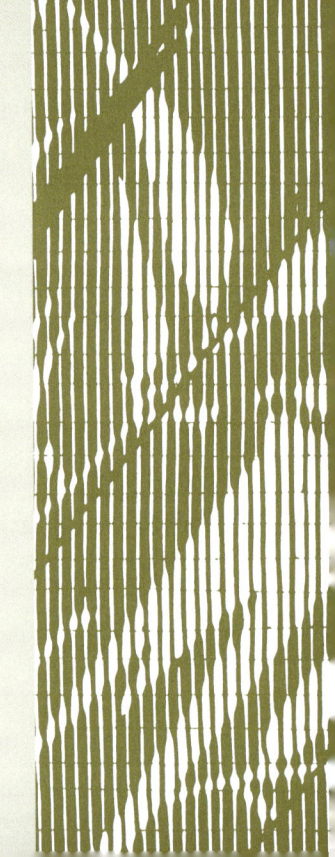

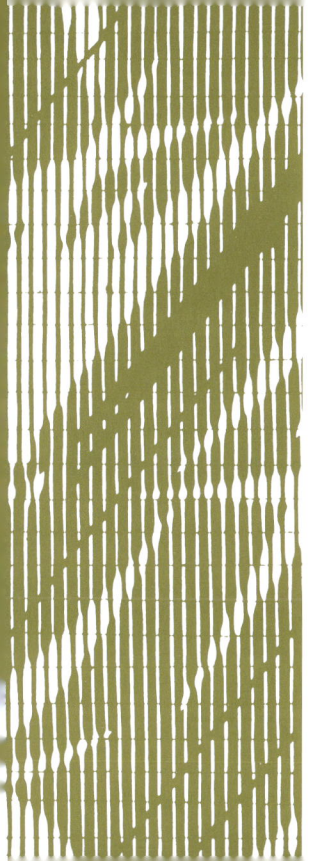

Nur ein paar Dinge im Leben sind wirklich wichtig.

Wer sterben gelernt hat, hört auf, ein Knecht zu sein.

Traue dich, an dem kosmischen Tanz teilzunehmen, den wir Leben nennen.

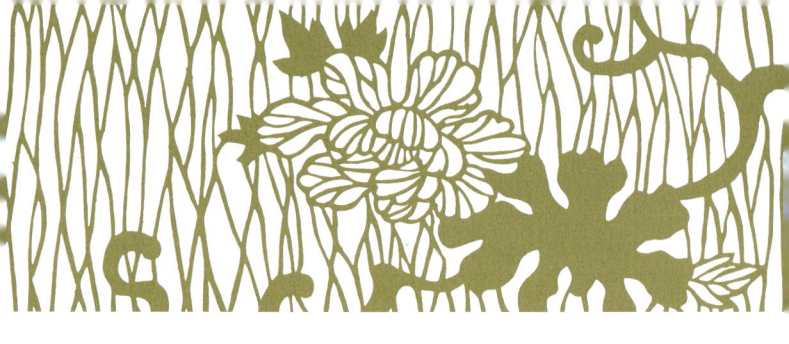

Die Philosophie des einen
Jahrhunderts ist der
gesunde Menschenverstand
des folgenden.

Großzügigkeit und Vollkommenheit
sind immerwährende Ziele.

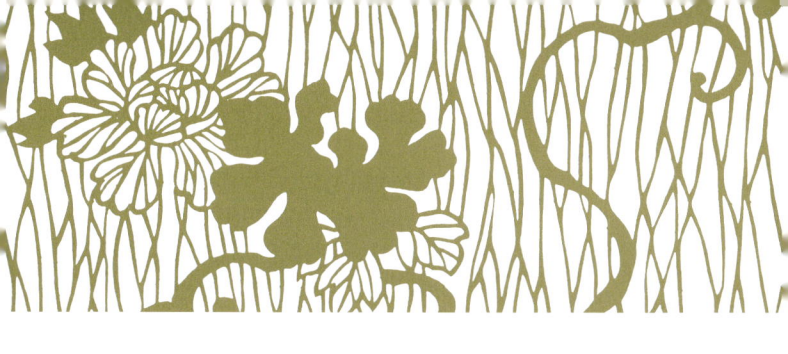

Nicht so hastig; der Wohlstand wird früh genug an deine Tür klopfen.

Der sicherste Weg zu einem Leben voller Qualen ist zu glauben, dass alles aus Notwendigkeit geschieht.

Lege deinen Stolz in deine eigenen Qualitäten und nicht in die äußeren Umstände.

Schlechte Gewohnheiten unterscheiden sich nicht von bösen Menschen, die uns schaden wollen.

Der edle Mensch bemüht sich hauptsächlich um Weisheit und Freundschaft.
Weisheit hält zeit eines Lebens; Freundschaft hält ewig.

Mach die Ziele, die du dir im Leben gesetzt hast, zum Kriterium all deiner Entscheidungen, und Zweifel oder Verwirrung werden dir kaum etwas anhaben können.

Du besitzt einen scharfen Verstand und eine rege Fantasie. Nutze sie.

Es ist besser, eine Kerze anzuzünden, als die Dunkelheit zu verfluchen.

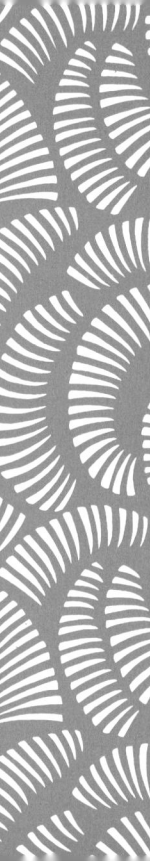

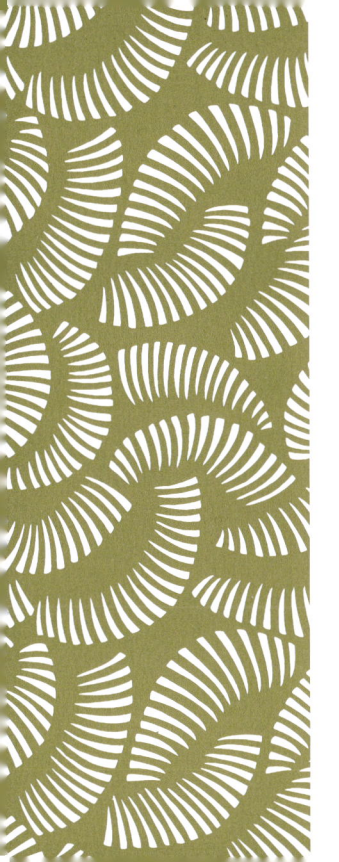

In der Stille kannst du immer Frieden finden.

Wer in einem Augenblick des Ärgers geduldig bleibt, erspart sich hundert Tage Kummer.

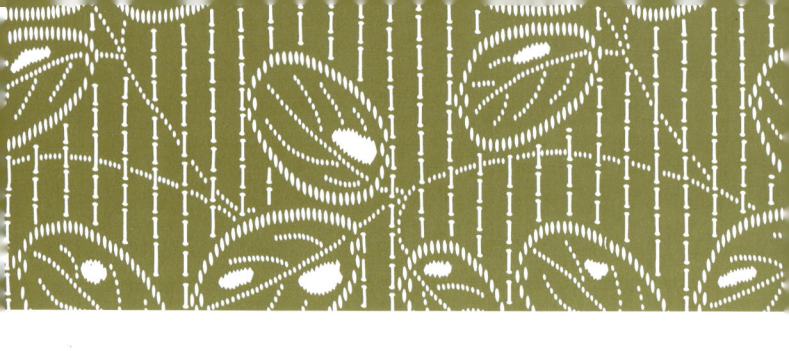

Das Leben ist voll zarter Hinweise, die dir bei deinen Entscheidungen helfen können. Du musst sie nur beachten.

Ein freundliches Herz findet viele Bewunderer.

Während wir immer mehr erkennen, dass das Universum am Ende doch nicht unendlich ist, wird uns klar, dass die Dummheit der Menschen es sehr wohl ist.

Ein habgieriges Herz ist eine schwere Bürde; es ist niemals zufrieden.

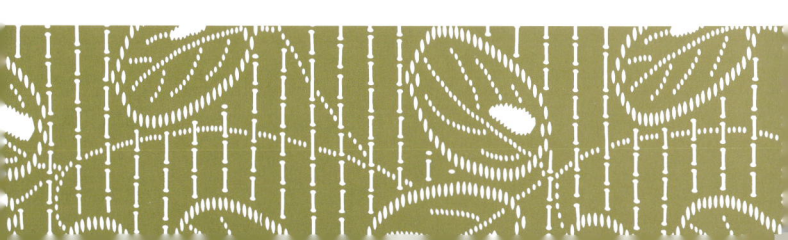

Taktgefühl ist der am meisten
willkommene Gast bei allen Anlässen.

Stelle sicher, dass deine Lügen die
Zielgerade vor dir erreichen.

Deine Entschlossenheit wird dich an
den Ort bringen, an den du willst.

Die meisten Menschen wären glücklich, wenn sie sich das Leben leisten könnten, das sie sich leisten.

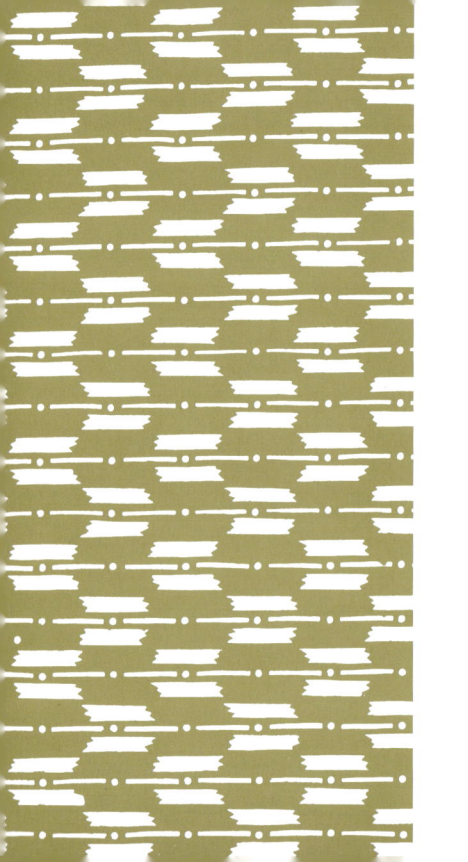

Chancen sind dazu da, dass man sie ergreift, nicht dass man sie sich durch den Kopf gehen lässt.

Glaube an deine physischen Kräfte
und du wirst stärker werden.

Suche dein Leben nicht
in dem eines anderen.

Höre auf deinen Körper – er wird
dir sagen, was er zum Überleben
braucht. Lass deinen Geist deinen
Körper nicht zwingen, leichtsinnige
Dinge zu tun.

Wir werden alle geboren mit dem Mut, alle Hindernisse zu überwinden, die uns in den Weg gelegt werden könnten.

Leute, die behaupten, dass etwas nicht getan werden könne, sollen andere nicht unterbrechen, die es tun.

Die Kunst des Lebens besteht in einer Abfolge von Loslassen und Festhalten.

Ein langes Leben und ein langes aktives Leben sind zweierlei.

Leicht zu leben
ohne Leichtsinn,
heiter zu sein ohne
Ausgelassenheit,
Mut zu haben
ohne Übermut –
das ist die Kunst
des Lebens!

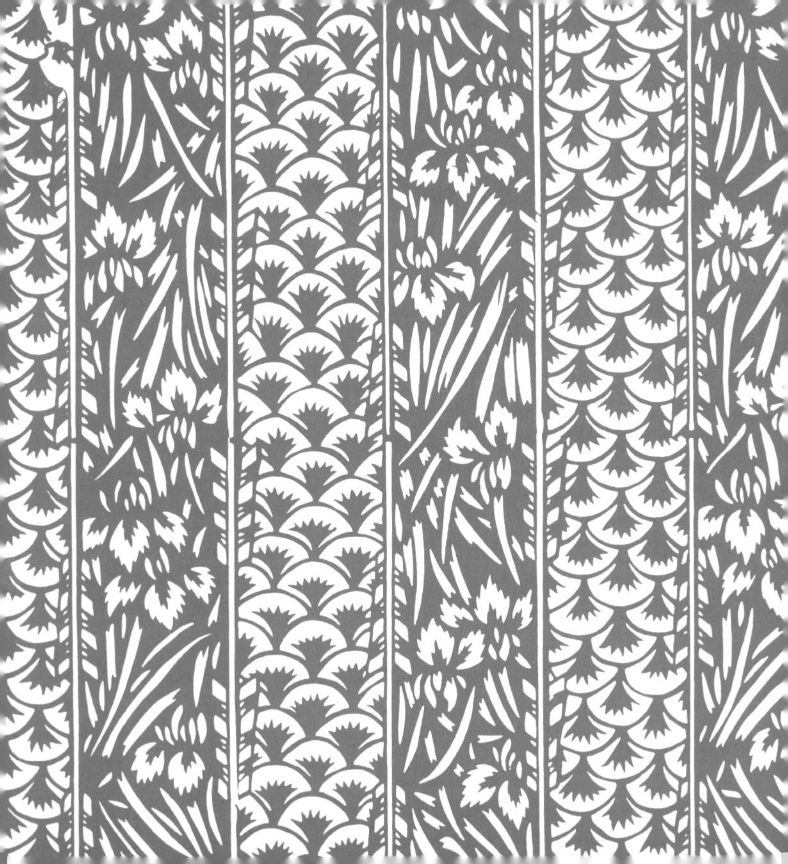

Philosophisches

Beginne am Anfang ... und fahre fort, bis du ans Ende kommst; dann höre auf.
                                      Lewis Carroll

Ich bin Teil all dessen, mit dem ich in Berührung gekommen bin.
                                  Alfred Lord Tennyson

Glaube denen, die die Wahrheit suchen. Misstraue denen, die sie gefunden haben.
                                        André Gide

Die Wahrheit geht manchmal unter, aber sie ertrinkt nicht.
                                        Aus Ungarn

Das Verborgene erkennen wir eines Tages.
Für das vollkommen Offensichtliche
scheinen wir länger zu brauchen.

        Edward R. Murrow

Viele Menschen gehen ihr Leben lang angeln, ohne zu erkennen, dass sie gar nicht auf Fische aus sind.

        Henry David Thoreau

Du wirst niemals wissen, wann es genug ist, solange du nicht weißt, wann es mehr als genug ist.
William Blake

Denke wie ein Mensch der Tat, handle wie ein Mensch des Geistes.
Henri Louis Bergson

Man kann nicht für jedermann leben, besonders für die nicht, mit denen man nicht leben möchte.
Johann Wolgang von Goethe

Es ist besser, einige Fragen zu kennen als alle Antworten.

James Thurber

Alice kam an eine Weggabelung.
»Welchen Weg soll ich nehmen?«, fragte sie.
»Wo willst du hin?«, erwiderte die Katze.
»Ich weiß nicht«, antwortete Alice.
»Dann«, sagte die Katze, »ist es egal.«

Lewis Carroll

Niemand steigt zweimal in den gleichen Fluss, denn es ist nicht der gleiche Fluss und er ist nicht der gleiche Mensch.

Heraklit

Zu fast jedem weisen Spruch gibt es einen gegenteiligen, nicht minder weisen, zum Ausgleich.

George de Santayana

Wer zuhört, versteht.

Das Gegenteil einer korrekten Aussage ist eine falsche Aussage. Aber das Gegenteil einer tiefen Wahrheit kann durchaus ebenfalls eine tiefe Wahrheit sein.

Niels Bohr

Man sollte aus dem Leben scheiden,
wie man ein Bankett verlässt:
weder durstig noch betrunken.

Aristoteles

Der Reiz der Geschichte und ihre rätselhafte Lehre besteht in der Tatsache, dass sich von Epoche zu Epoche nichts verändert und doch alles ganz anders ist.

Aldous Huxley

Die echten Tragödien in der Welt sind keine Konflikte zwischen Recht und Unrecht. Es sind Konflikte zwischen zwei Rechtsauffassungen.

Georg Wilhelm Friedrich Hegel

Hüte dich vor dem Zorn eines geduldigen Menschen.

John Dryden

Wer mit Gewissheiten beginnt, endet
in Zweifeln; aber wer sich damit
begnügt, mit Zweifeln zu beginnen,
wird mit Gewissheiten enden.

Francis Bacon

Die Zukunft beeinflusst die Gegenwart
im selben Maße wie die Vergangenheit.

Friedrich Nietzsche

Gott hat den Menschen erschaffen,
weil er vom Affen enttäuscht war.
Danach hat er auf weitere Experimente
verzichtet.

Mark Twain

Die meisten Menschen besitzen eine nahezu unendliche Fähigkeit, Dinge als selbstverständlich hinzunehmen.

                                    Aldous Huxley

Ich kann mir nicht helfen, aber die Idee des Unendlichen quält mich.

                                    Alfred de Musset

Du hast nur so lange Macht über Menschen, wie du ihnen nicht alles nimmst. Aber wenn du einem Menschen alles geraubt hast, ist er nicht länger in deiner Macht; er ist wieder frei.

                                    Alexander Solschenizyn

Um eine Welt in einem Sandkorn zu sehen
und einen Himmel in einer Wildblume,
halte die Unendlichkeit in deiner Hand
und die Ewigkeit in einer Stunde.

William Blake

Egal, wie lange du lebst, die ersten
zwanzig Jahre sind die längste Hälfte
deines Lebens.

Robert Southey

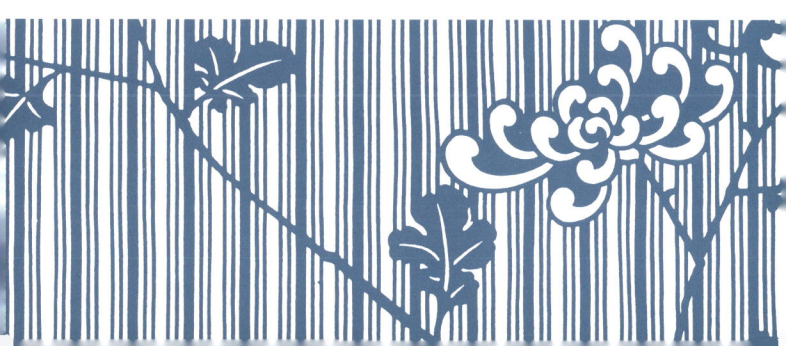

Unsere kurz bemessene Lebenszeit
erlaubt es uns nicht, uns weitreichenden
Hoffnungen hinzugeben.

                                                                          Horaz

Versuche nicht, es herauszufinden – es
ist uns nicht erlaubt zu wissen, welches
Ende uns von den Göttern bestimmt ist.

                                                                          Horaz

Was ist der Mensch?
Die Tragödie Gottes.

                                        Christian Morgenstern

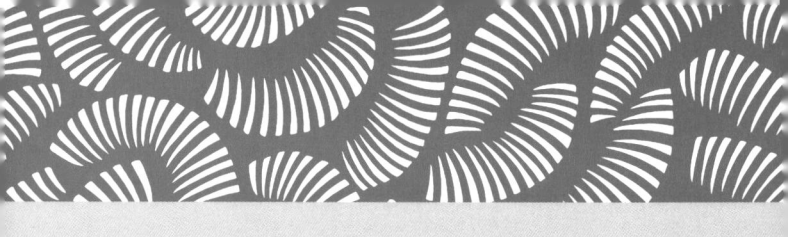

Haben nicht die weisesten Männer zu allen Zeiten, selbst König Salomon nicht ausgenommen, haben sie nicht ihre Steckenpferde gehabt, und solange ein Mann auf seinem Steckenpferd ruhig und friedlich des Königs Landstraße entlangreitet und weder Sie noch mich nötigt, hinter ihm aufzusitzen, was bitte, Sir, haben Sie oder ich damit zu schaffen?

Laurence Sterne

Jüngling, trauerst du in Jahren,
wo die Pflicht sich freuen heißt?
Schäme dich – so frisch an Haaren,
Jüngling, und so schwach an Geist!
      Gotthold Ephraim Lessing

Vergiss die Frage, was das Morgen
bringen wird, und zähle jeden Tag,
den das Schicksal dir gönnt, zu deinem
Gewinn dazu.
      Horaz

Jungen Leuten ist Freude und Ergötzen
so vonnöten wie Essen und Trinken.
      Martin Luther

Der Mensch ist ein Blinder, der vom Sehen träumt.
Friedrich Hebbel

Meine Seele, suche nicht nach der Unsterblichkeit, aber nutze den Bereich des Möglichen ganz aus.
Pindar

Man sollte essen, um zu leben, nicht leben, um zu essen.
Molière

... Das Leben geht nicht rückwärts, noch verweilt es beim Gestern. Ihr seid die Bogen, mit denen eure Kinder wie lebende Pfeile in die Zukunft geschickt werden.

Kahlil Gibran

Ein wahrhaft großer Mann wird weder einen Wurm zertreten noch vor dem Kaiser kriechen.

Benjamin Franklin

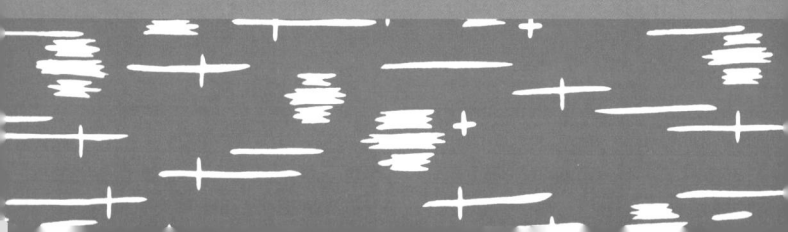

Wie oft sind wir schon gestorben, bevor wir selbst von dieser Bühne abtreten? Mit jedem Freund verlieren wir einen Teil unserer selbst, und zwar den besten Teil.

Alexander Pope

Jeder Mensch, der sich einmal seiner natürlichen Rechte bewusst geworden ist und seine eigene Wichtigkeit spürt, wird sich jeder anderen Person als vollkommen ebenbürtig ansehen.

Joseph Priestley

Alles Unbekannte gilt für groß.

Tacitus

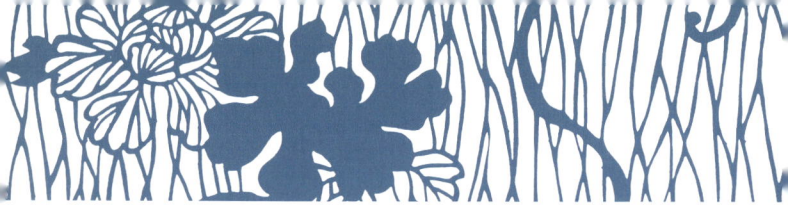

Es ist vollkommen gewiss, dass die Seele unsterblich und unvergänglich ist und dass unsere Seelen in einer anderen Welt weiterexistieren werden.

Platon

Während wir sprechen, entflieht uns die Zeit: Nutze den Tag, vertraue nicht auf die Zukunft.

Horaz

Die Menschen sind nicht immer, was sie scheinen.

Gotthold Ephraim Lessing

Wir sollten nicht versuchen, in die Fußstapfen der Weisen zu treten. Wir sollten nach dem suchen, was auch sie suchten.

Wenn weder der, der spricht, noch der, zu dem er spricht, versteht, worum es geht, das nennt man Metaphysik.

Voltaire

In der Philosophie geht es darum, mit etwas zu beginnen, das so einfach ist, dass es nicht der Erwähnung wert scheint, und mit etwas zu enden, das so paradox ist, dass keiner es glauben wird.

Bertrand Russell

Gott lässt jedem Geist die Wahl zwischen Wahrheit und Gelassenheit. Entscheide dich für eins davon – beides kannst du niemals haben.

Ralph Waldo Emerson

Wissenschaft ist nur eine Hälfte. Glauben ist die andere.

Novalis

Zu lehren, wie man mit der Ungewissheit leben kann, ohne durch sein Zaudern völlig gelähmt zu sein, ist vielleicht das Wichtigste, was die Philosophie leisten kann.

Bertrand Russell

Ist das Leben es wert, gelebt zu werden? Das ist eine Frage für einen Embryo, nicht für einen Menschen.

Samuel Butler

Auf der Reise durch das Leben ist Vertrauen Nahrung, tugendhaftes Handeln Obdach, Wissen das Tageslicht und rechte Achtsamkeit der Schutz bei Nacht. Wenn ein Mensch ein reines Leben führt, kann nichts ihn zerstören.

Buddha

Das Wichtige am Leben ist das Leben selbst, nicht die Resultate.

Johann Wolfgang von Goethe

Frisch begonnen ist schon halb getan. Was zögerst du? Wage es auf der Stelle, weise zu sein.

Horaz

Wenn du mehr an das Leben glauben würdest, würdest du dich weniger dem Augenblick an den Hals werfen.

Friedrich Nietzsche

Das Leben ist nichts anderes als ein Wettkampf, bei dem es darum geht, eher Täter als Opfer zu sein.

Bertrand Russell

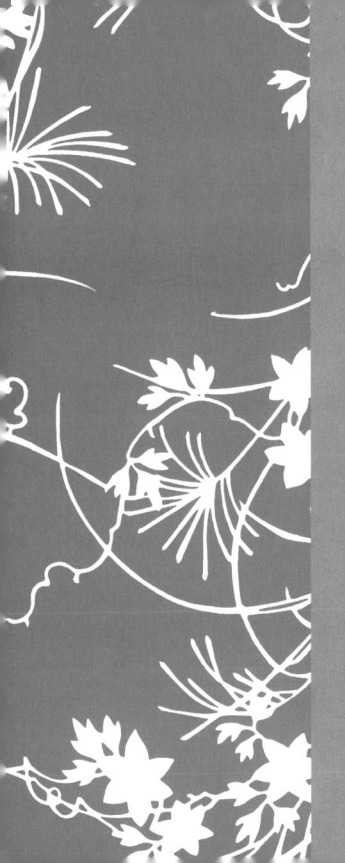

Ein junger Mensch, der nicht geweint hat, ist ein Wilder, und ein alter Mensch, der nicht lacht, ist ein Narr.

George de Santayana

Das Leben ist ein Zweck in sich selbst. Die einzige Frage ist, ob du es für wert erachtest, gelebt zu werden, oder ob du es leid bist, es zu leben.

Wer vor dem Tod flieht, läuft ihm nach.

            Demokrit

Unser größter Wunsch im Leben ist jemand, der uns dazu bringt, zu tun, was wir können.

          Ralph Waldo Emerson

Das Leben ist ein langer Prozess des Müdewerdens.

           Samuel Butler

Niemand liebt das Leben so wie der, der alt wird.

            Sophokles

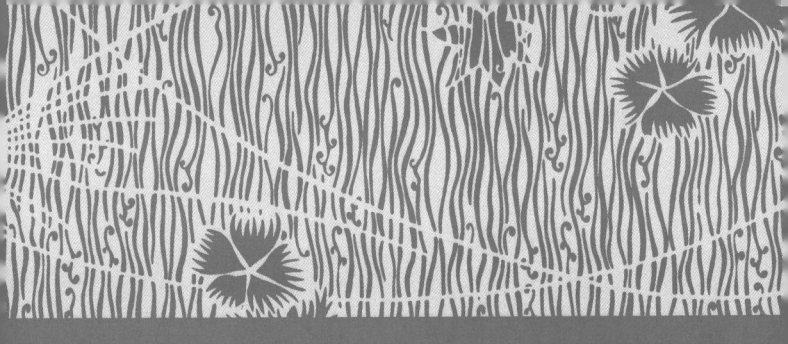

Das Alter ist eine unheilbare Krankheit.

Seneca

Alte Leute lieben es, gute Ratschläge zu erteilen als Trost dafür, dass sie nicht länger fähig sind, schlechte Beispiele abzugeben.

François de La Rochefoucauld

Wenn die Jugend wüsste; wenn das Alter könnte.

Henri Estienne

Du musst die Veränderung sein, die du in der Welt sehen willst.

Mahatma Gandhi

Der Lohn für eine Sache, die man gut gemacht hat, ist, sie getan zu haben.

Ralph Waldo Emerson

Das ist meine einfache Religion.
Es braucht keine Tempel; es braucht
keine komplizierten Philosophien.
Unser eigenes Gehirn, unser
eigenes Herz ist unser Tempel; die
Philosophie ist Güte.

Dalai Lama

Wer nicht auf seine Weise denkt,
denkt überhaupt nicht.

Oscar Wilde

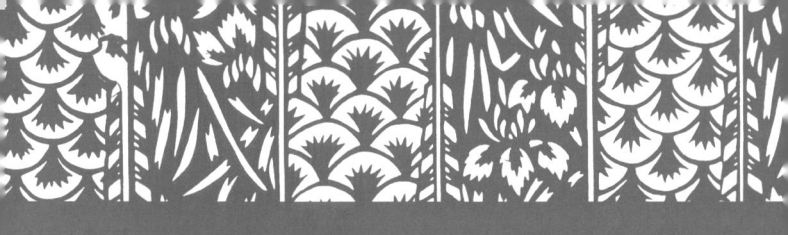

Alle wahrhaft klugen Gedanken wurden bereits Tausende Male gedacht; aber um sie wirklich zu den unsern zu machen, müssen wir sie erneut ehrlich durchdenken, bis sie in unserer persönlichen Erfahrung Wurzeln schlagen.

Johann Wolfgang von Goethe

Die Menschen fürchten das Denken wie sonst nichts auf der Erde, mehr als den Ruin, sogar mehr als den Tod.

Bertrand Russell

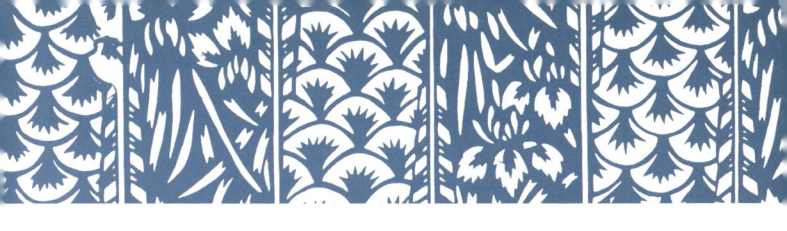

Wer sich der Vergangenheit nicht erinnert, ist dazu verdammt, sie zu wiederholen.
George de Santayana

Es gibt keine andere Offenbarung als die Gedanken der Weisen.
Arthur Schopenhauer

Entscheide dich, du selbst zu sein; und wisse, dass, wer sich selbst findet, sein Elend hinter sich lässt.
Matthew Arnold

Deine Aufgabe ist, die Welt zu entdecken und dich ihr dann mit deinem ganzen Herzen hinzugeben.

Buddha

Zu wagen, allein zu leben, ist die seltenste Art von Mut; denn viele würden lieber auf dem Schlachtfeld auf ihren erbittertsten Feind treffen als in ihrem Wandschrank auf ihr eigenes Herz.

Charles Caleb Colton

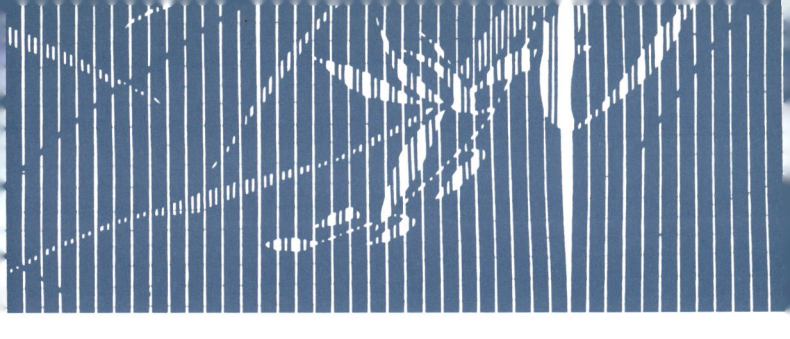

Ich kann jedem zeigen, wie er das vom
Leben bekommen kann, was er will.
Das Problem ist, dass ich niemand
finde, der mir sagen kann, was er will.
Mark Twain

Nutze die Talente, die du hast.
Die Wälder wären still, wenn nur
die begabtesten Vögel sängen.
Henry van Dyke

All das Wissen, das ich besitze, kann sich jeder andere auch erwerben, doch mein Herz gehört nur mir allein.

> Johann Wolfgang von Goethe

Auf seine Freiheit verzichten heißt auf seine Würde als Mensch, auf die Menschenrechte, ja sogar auf seine Pflichten verzichten.

> Jean-Jacques Rousseau

Die meisten unserer Fehler sind leichter entschuldbar als die Mittel, deren wir uns zu ihrer Verheimlichung bedienen.

> François de La Rochefoucauld

Ist dies Leben nicht hundertmal zu
kurz, um sich selbst zu unterdrücken?

Friedrich Nietzsche

Ein Mensch ist dann am wenigsten
er selbst, wenn er in seiner eigenen
Person spricht. Gib ihm eine Maske,
und er wird dir die Wahrheit sagen.

Oscar Wilde

Die Voraussetzung zum Glück ist,
dass ein Mensch bereit sein muss,
zu sein, was er ist.

Desiderius Erasmus

Um zu wissen, was du willst, solltest du deine Seele am Leben erhalten, anstatt demütig Ja und Amen zu dem zu sagen, was die Welt dir zu wählen rät.

Robert Louis Stevenson

Der Unterschied zwischen uns und unserem Selbst ist ebenso groß wie der zwischen uns und anderen Menschen.

Michel de Montaigne

Wer ständig glücklich und weise sein will, muss sich häufig ändern.

Konfuzius

Keine Frage ist so schwer zu beantworten wie die, deren Antwort offensichtlich ist.

George Bernard Shaw

Größe besitzt, wer uns nie an andere erinnert.

Ralph Waldo Emerson

Alle Menschen sollten danach streben, vor ihrem Tod zu erkennen, wovor sie davonlaufen, wo sie hinlaufen und warum.

James Thurber

Das Leben ist eine Krankheit, von der man sich alle sechzehn Stunden im Schlaf erholen kann. Es lindert nur die Beschwerden. Das Heilmittel ist der Tod.

Nicolas Chamfort

Jeder Mensch muss nach seiner Weise denken; denn er findet auf seinem Wege immer ein Wahres oder eine Art von Wahrem, das ihm durchs Leben hilft.

Johann Wolfgang von Goethe

Das Leben: ein spirituelles Konservierungsmittel, das den Körper vor der Verwesung bewahrt.

Ambrose Bierce

Ordne deine Seele; reduziere deine
Wünsche; sei wohltätig; schließe dich
einer christlichen Gemeinde an;
gehorche den Gesetzen, vertraue auf
die Vorsehung.

Augustinus

**Du kannst dir das Leben erleichtern,
indem du jede Handlung so begehst,
als wäre es deine letzte.**

Marc Aurel

Sieh, das ist Lebenskunst: Vom schieren
Wahn des Lebens sich befreien,
fein hinzulächeln übers große Muss.

Christian Morgenstern

Das Tragische im Leben ist nicht so
sehr das Leiden der Menschen,
sondern das, was sie verpassen.

Thomas Carlyle

Wenn man das Leben wie eine simple
Leihgabe betrachten würde, wäre man
vielleicht weniger anspruchsvoll. In
Wirklichkeit besitzen wir nichts, alles
geht durch uns hindurch.

Eugène Delacroix

Das Leben hat seine eigenen
verborgenen Stärken, die man nur
entdecken kann, indem man lebt.

Søren Kierkegaard

Das Leben ist keine exakte Wissenschaft, es ist eine Kunst.

Samuel Butler

Wir müssen uns selbst gehören, bevor wir jemand anderem gehören können.

Ralph Waldo Emerson

Alles, was existiert, kommt zur Welt ohne Grund, zögert sein Dasein aus Schwäche hinaus und stirbt durch Zufall.

Jean-Paul Sartre

Mögest du alle Tage deines Lebens leben.

Jonathan Swift

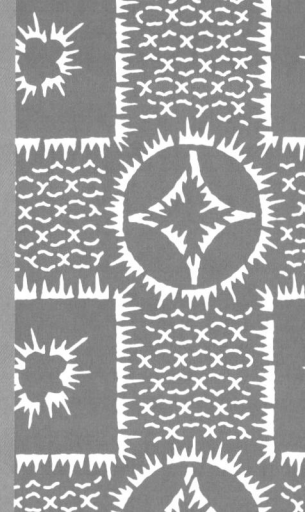

Wir müssen die Zukunft willkommen heißen im Bewusstsein, dass sie bald Vergangenheit sein wird; und wir müssen die Vergangenheit respektieren im Bewusstsein, dass sie einmal all das war, was menschenmöglich war.

Aldous Huxley

Lerne, als würdest du ewig leben, lebe, als würdest du morgen sterben.

Mahatma Gandhi

Wer sich auf seinen Lorbeeren ausruht, trägt sie an der falschen Stelle.

Mao Tse-tung

Das Leben ist eine Farce, in der jeder mitspielen muss.

Arthur Rimbaud

Da mehr Individuen produziert werden als überleben können ... muss es einen Existenzkampf geben, entweder zwischen Individuen der gleichen Spezies oder mit Individuen anderer Spezies oder mit den physischen Bedingungen des Lebens.

Charles Darwin

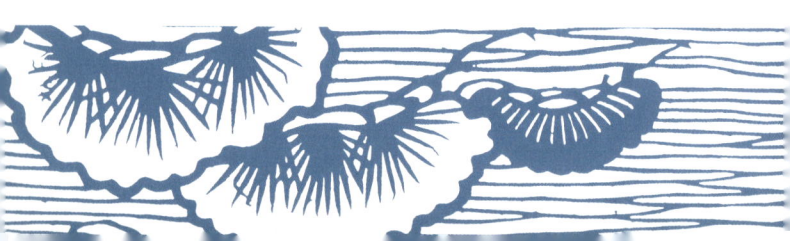

Wären die Tore der Wahrnehmung
sauber und durchsichtig, würde den
Menschen alles so erscheinen, wie
es ist, nämlich unendlich.

William Blake

Leben bedeutet ein Violinkonzert zu
geben, während man Geige spielen lernt.

Samuel Butler

Es ist das Zeichen eines gebildeten
Geistes, fähig zu sein, einen Gedanken
zu unterhalten, ohne ihn zu akzeptieren.

Aristoteles

Dein Körper ist kostbar. Er ist
unser Fahrzeug zum Erwachen.
Behandle ihn sorgsam.

Buddha

Wer sich langweilen lässt,
ist noch mehr zu verachten
als der Langweiler.

Samuel Butler

Fehler sind die Tore zur Entdeckung.

James Joyce

Ich denke, also bin ich.

René Descartes

Jugend wäre ein idealer Zustand, käme sie etwas später im Leben.

Herbert Asquith

Welch ein entspanntes Leben ist es, das den Lärm der Welt flieht und dem verborgenen Pfad folgt, den die wenigen weisen Menschen, die je auf der Welt waren, gegangen sind.

Fray Luis de Leon

Es gibt keine Ende.
Es gibt keinen Anfang.
Es gibt nur die
unendliche
Leidenschaft des
Lebens.

Federico Fellini

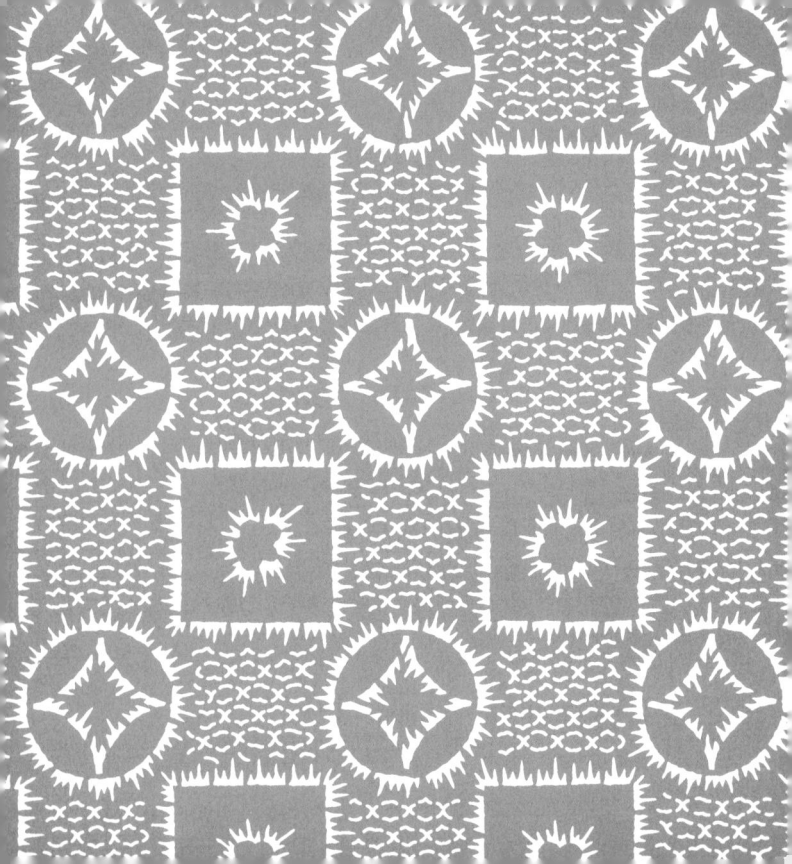

Wunderbares Alter

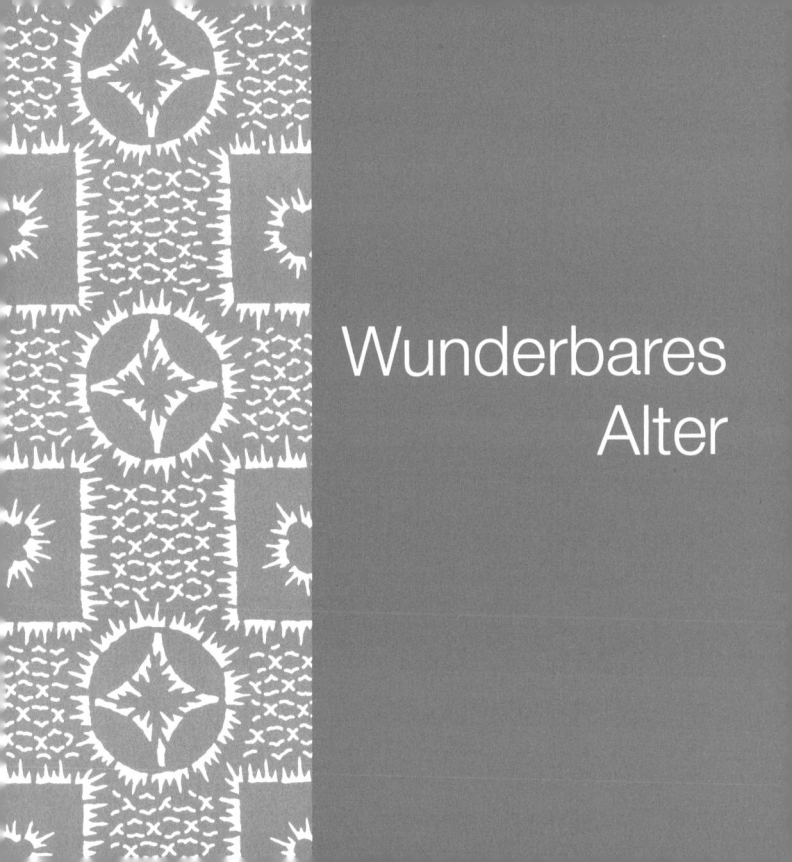

Altwerden beruht teils auf Glück,
teils auf guter Lebensführung.

Fürchte das Alter nicht: Es bringt
Kummer, aber auch Segen.

Eine der Freuden des Älterwerdens ist
es, Kinder zu haben, die darum streiten,
wer auf deinem Schoß sitzen darf.

Teile mit anderen, was dich das Leben gelehrt hat: damit sie von deinen Erfolgen ebenso profitieren wie von deinen Fehlern.

Einige ältere Leute gehen in Rente und andere werden, gerade wenn sie dachten, sie seien Rentner, Großeltern.

Altsein ist ein Geisteszustand. Jungsein auch.

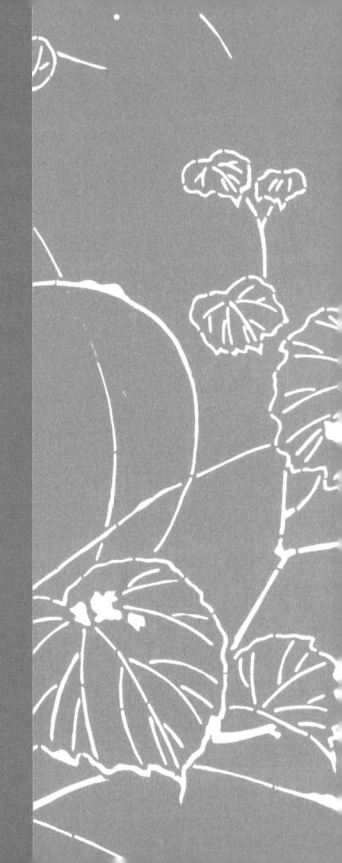

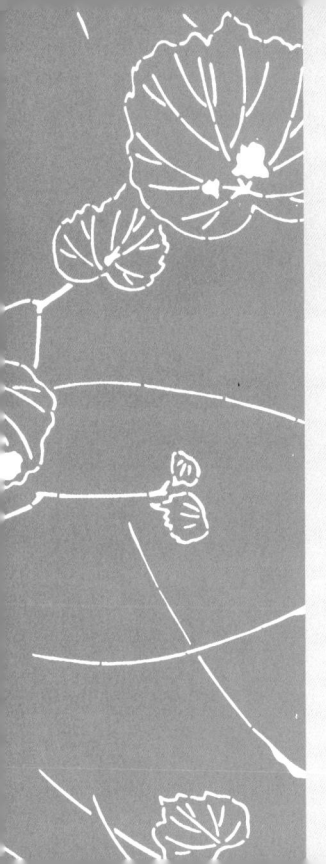

Wenn du kein Problem mit deinem Alter hast, dann ist das Alter egal. Das ist das beste Beispiel für den Triumph des Geistes über den Körper.

Die jüngsten Seelen wohnen oft in den ältesten Körpern.

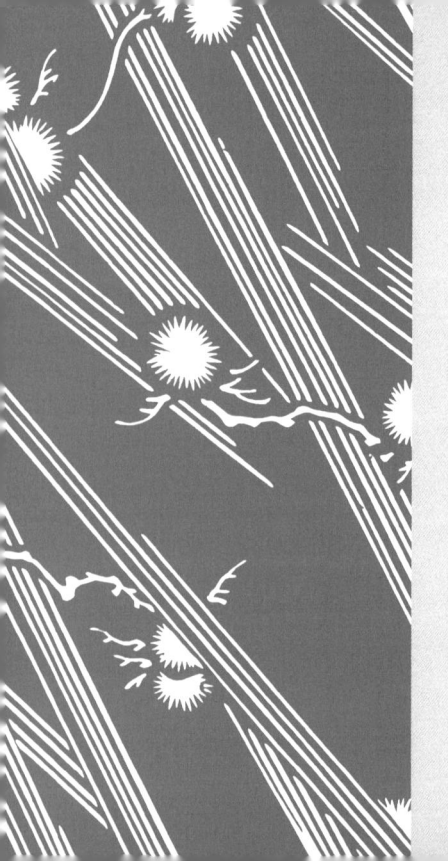

Die besten Spielkameraden auf der Welt sind die Großeltern.

Unsere Enkel akzeptieren uns so, wie wir sind.

Enkel und Großeltern kommen gut miteinander aus, denn sie haben einen gemeinsamen Feind.

Jedes Mal, wenn ein Kind geboren wird, wird irgendwo auch ein Großelternteil geboren.

Der größte Spaß, den wir im Alter haben können, ist Großeltern zu werden.

Großeltern werden leichter die Freunde ihrer Enkel als Eltern die Freunde ihrer Kinder.

Gene überspringen Generationen,
deshalb finden Großeltern ihre
Enkel liebenswerter als ihre Kinder.

Enkel sind vielleicht Gottes Art, uns
für das Altwerden zu entschädigen.

Seltsam, wie viel näher sich
Großeltern der Generation fühlen,
die nach der kommt, die sie
aufgezogen haben.

Großeltern sind Babysitter,
die auf die Kinder schauen
und nicht auf den Fernseher.

**Wenn alles schief geht,
ruf deine Großmutter.**
Italienisches Sprichwort

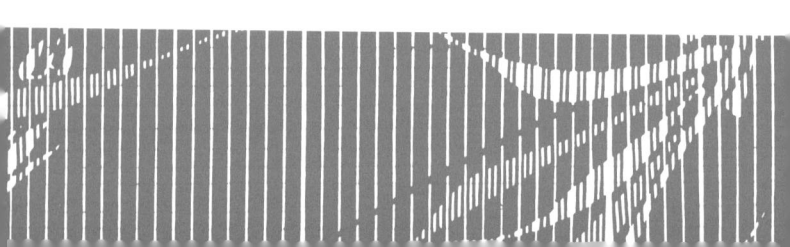

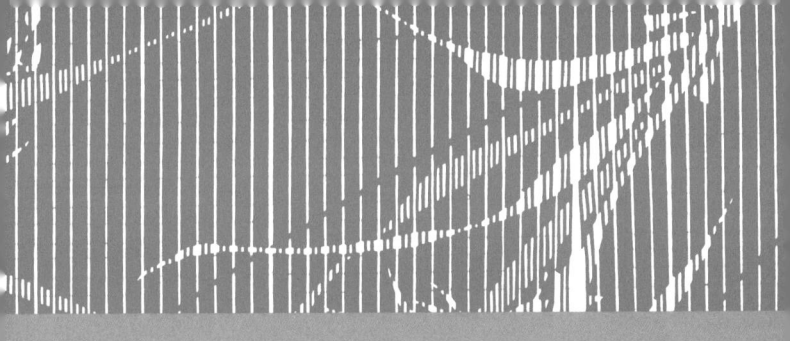

Um sich als Großelternteil zu qualifizieren, muss man fähig sein, seine Enkel nicht zu erkennen, wenn sie sich verkleidet haben.

Großeltern sind außen alt und innen jung.

Wir werden nicht jeden Tag älter, sondern jeden Tag neu.

Wer so lebt, dass er mit Vergnügen auf sein vergangenes Leben zurückblicken kann, lebt zweimal.

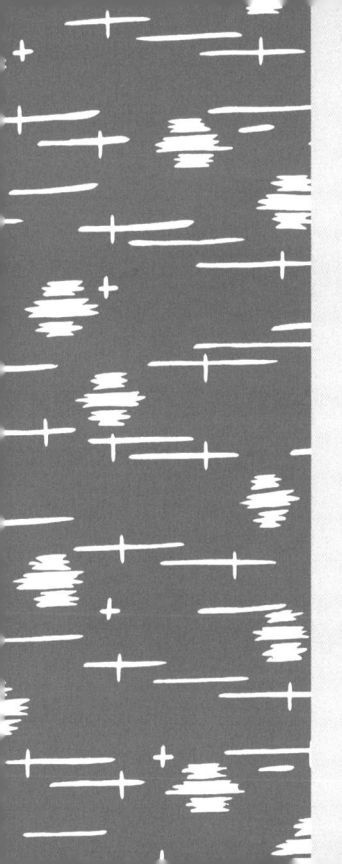

Das Alter ist die Zeit, in der wir uns zurücklehnen und Dinge genießen können, die zu schätzen wir früher zu beschäftigt waren.

Was langsam reift, das altert spät.

Man wird als Brandstifter geboren
und stirbt als Feuerwehrmann.

Reife bedeutet, älter zu sein als ein
Käse und zweimal so schmackhaft.

Das Traurigste am Altwerden ist,
dass man den Drang verliert, einen
Schneeball nach jemand zu werfen.

Solange du noch diesen Drang hast,
kann niemand dich alt nennen.

Höre nie auf zu lernen, und höre nie auf zu lachen.

Wenn du schnell genug bist,
kann das Alter dich nie einholen.

Wenn wir älter und ein bisschen zittrig werden, ist es gut, sich daran zu erinnern, was wir in unserer Jugend gelernt haben – zum Beispiel, wie man es schafft, dass die Eiscreme nicht von der Waffel tropft.

Wer seine Begeisterung verliert, dessen Seele bekommt Runzeln.

Viele sind alt geworden, aber nicht erwachsen.

Runzeln sind Andenken
an jedes Lächeln, das wir
auf dem Gesicht hatten.

Jugend ist eine wunderbare Sache.
Was für ein Verbrechen, sie an Kinder
zu verschwenden.

George Bernard Shaw

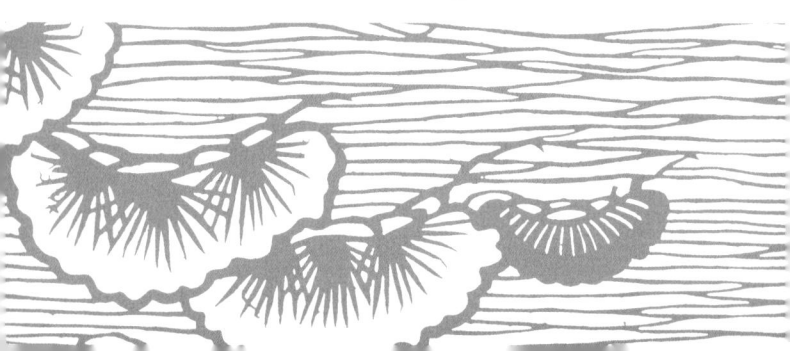

Die Jahre lehren vieles, was die Tage nicht wussten.

Ralph Waldo Emerson

Zahlen sind eine seltsame Sache, besonders wenn es um das Alter geht. Wenn ein Jahr fünfzehn Monate hätte und ein Jahrzehnt siebzehn Jahre, wie alt würdest du dich in diesem Moment fühlen?

Alternde Menschen sind wie Museen: Nicht auf die Fassade kommt es an, sondern auf die Schätze im Innern.

Ein Mann mit weißen Haaren ist wie ein Haus, auf dessen Dach Schnee liegt. Das beweist aber noch lange nicht, dass im Herd kein Feuer brennt.

Das mittlere Lebensalter wird als die Zeit definiert, in der sich dein Alter an deiner Mitte abzuzeichnen beginnt.

Das Leben kann ziemlich unfair sein. Manchem passiert es, dass in dem Moment, in dem sich in seinem Kopf alles zusammenfügt, sein Körper auseinander fällt.

Ein gut gelebtes Leben ist ein langes Leben.

       Leonardo da Vinci

Das Leben wird gegen Abend, wie die Träume gegen Morgen, immer klarer.

Was alt ist, hat bewiesen, dass es lebensfähig ist.

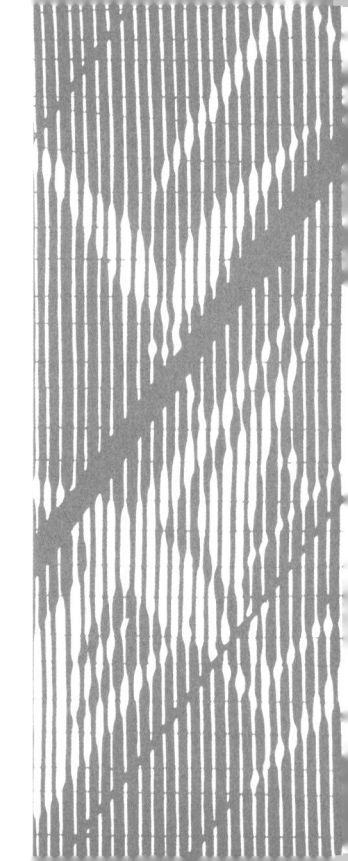

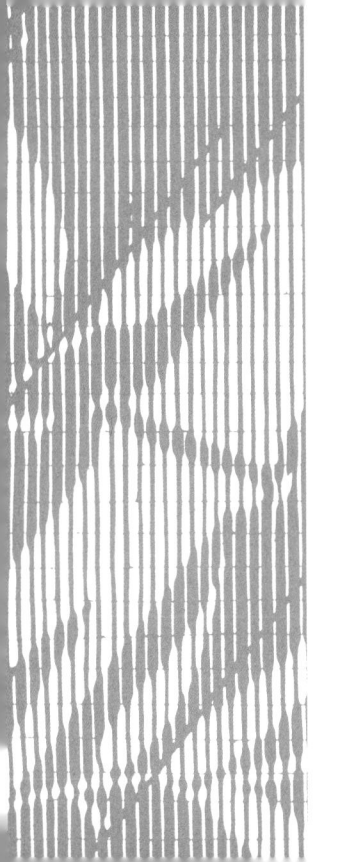

Das Kartenspiel bleibt im Alter das gleiche. Nur das Mischen geht ein bisschen langsamer, das ist alles.

Das Preisschild der Reife ist das Alter, und Rabatt wird nicht gewährt.

Die meiste Verwirrung entsteht aus der Tatsache, dass sich beim Älterwerden zwar unser Körper verändert, aber wir uns nicht.

Sein Alter zu verbergen ist ungefähr so wie die Blätter an einem Baum zu bitten, im Herbst die Farbe nicht zu wechseln.

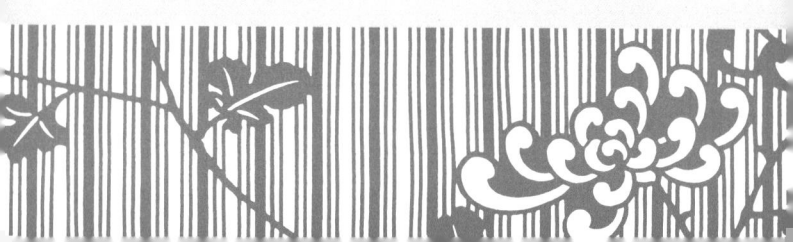

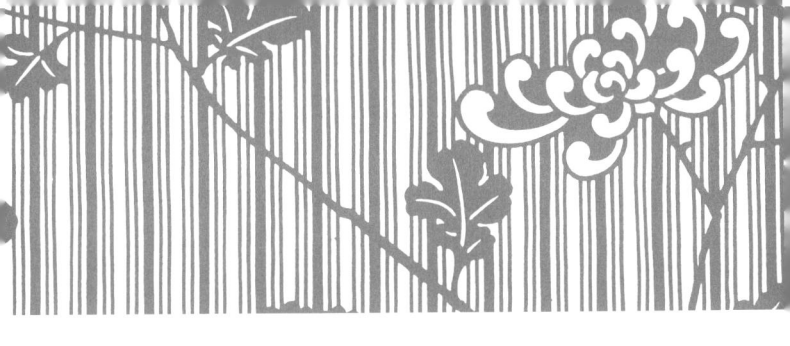

Trage dein Alter mit Stolz; es gibt
nichts Alberneres als Leute,
die versuchen, jünger zu wirken,
als sie sind.

Du kannst nicht verhindern, dass
du älter wirst, aber du musst nicht
alt werden.

George Burns

Die Wissenschaft hat es möglich gemacht, länger zu leben, aber sie hat sich nicht bemüht, Methoden zu entwickeln, wie man das Ältersein genießen kann.

Die Erinnerung an ein gut gelebtes Leben ist die größte Stütze für ein zufriedenes Alter.

Im mittleren Lebensalter macht die Arbeit sehr viel weniger Spaß und Spaß macht sehr viel mehr Arbeit.

Was die meisten Menschen als Tugend erachten, ist jenseits der vierzig nichts als Mangel an Energie.

Voltaire

Für angenehme Erinnerungen
muss man im Voraus sorgen.

Vor der Wirklichkeit kann man
seine Augen verschließen,
nicht aber vor der Erinnerung.

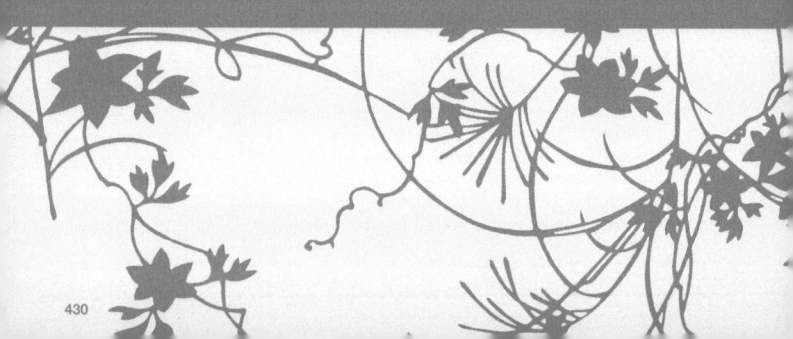

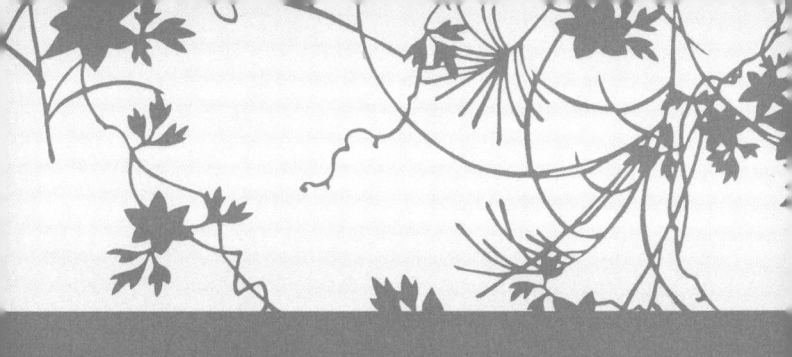

Erinnere dich an alles, was in der Vergangenheit gut war, aber lebe in der Gegenwart.

Die Erinnerungen werden schöner mit den Jahren.

Unser Gedächtnis beinhaltet alles, was wir sind und was wir niemals verlieren wollen.

Glückliche Erinnerungen lassen den Garten zu jeder beliebigen Zeit in Blüte stehen.

Zwischen zu früh und zu spät liegt immer nur ein Augenblick.

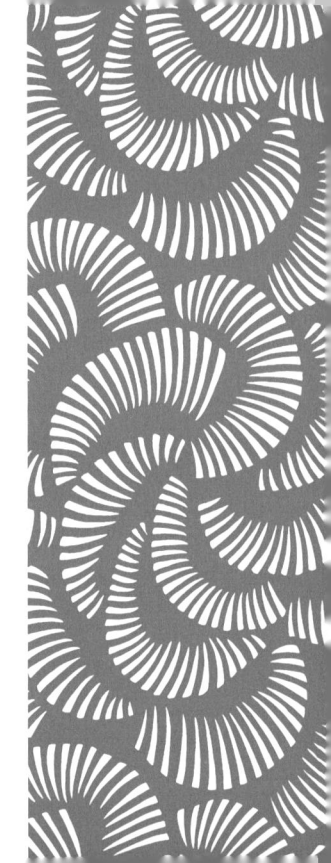

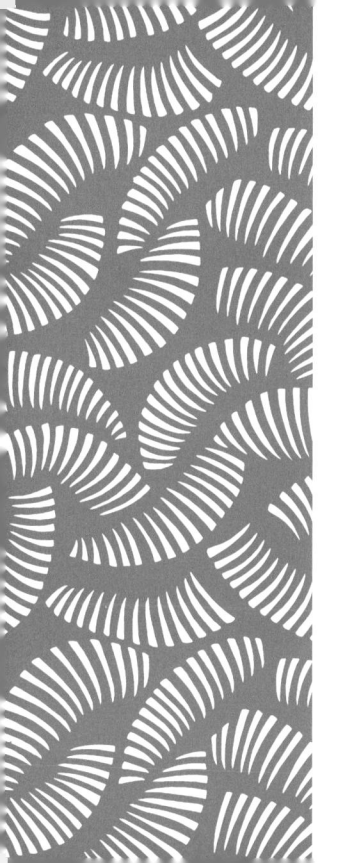

Wir erinnern uns nicht an Tage; wir erinnern uns an Augenblicke bestimmter Tage.

Wenn wir auf unser Leben zurückblicken, stellen wir fest, dass es einfach eine Abfolge langer und kurzer Momente war.

Die guten alten Zeiten sind immer nur im Rückblick gut. Auch die heutigen werden einmal die guten alten Zeiten sein; es ist alles eine Frage der Zeit.

Die guten alten Zeiten des einen sind die schlechten Erinnerungen eines anderen.

Die Vergangenheit sollte ein Sprungbrett sein, nicht ein Sofa.

Nichts speichert Erinnerungen so gut wie unsere Nase. Der zarte Hauch eines bestimmten Duftes und wir fühlen uns durch Zeit und Raum zurückversetzt in einen intensiv erlebten Moment unserer Kindheit.

Lachen ist eines der besten Mittel gegen das Alter; es überwindet Generationen.

Ein Augenblick des Lachens eröffnet eine neue Welt voller Möglichkeiten.

Wenn es keinen Grund zum Lachen gibt, sollte man auf Vorrat lachen.

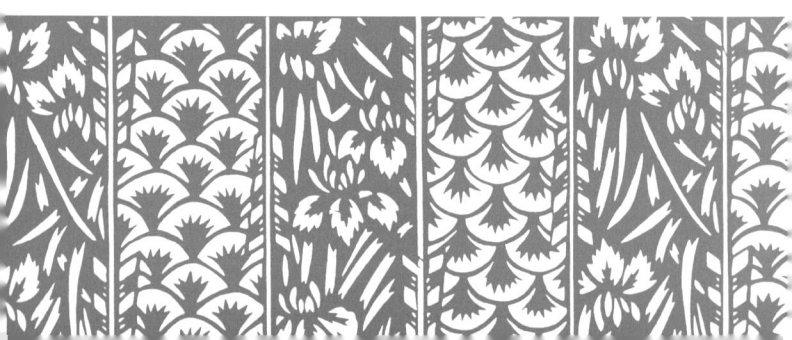

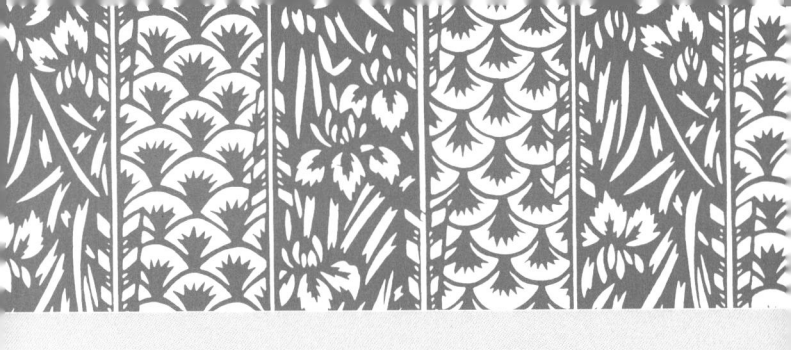

Ein Tag ohne Lachen
ist ein verlorener Tag.

Der einzige Moment, in dem ein Lachen unangebracht wäre, ist der, in dem möglicherweise Coca-Cola aus deiner Nase spritzen könnte.

Ein lautes Lachen ist wie ein kleiner Urlaub vom Alltag.

Was Seife für den Körper, ist Lachen für die Seele.
Jüdisches Sprichwort

Das beste Schwert in einem aussichtslosen Kampf ist Gelächter.

Wenn du
die Wahl
hast
zwischen
Lachen
und
Weinen,
dann
lache.

Ein Lachen macht es leichter,
mit den Dingen umzugehen,
die uns das Leben beschert.

Ein richtiger Lachanfall dreht
die Zeit um Jahre zurück.

Kein Mensch ist arm, solange er noch lachen kann.

Das Lachen ist ein Beruhigungsmittel ohne Nebenwirkungen.

Ich kann vielleicht am besten verstehen, warum nur der Mensch lacht; er allein leidet so stark, dass er das Lachen erfinden musste.

Friedrich Nietzsche

Ein großer Mensch ist der, der sein kindliches Herz nie verloren hat.

Man bleibt jung, solange man noch lernen, neue Gewohnheiten annehmen und Widerspruch ertragen kann.

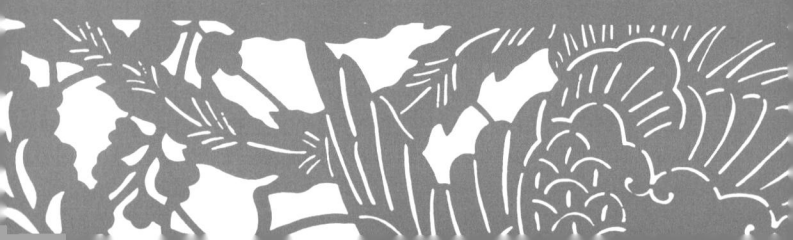

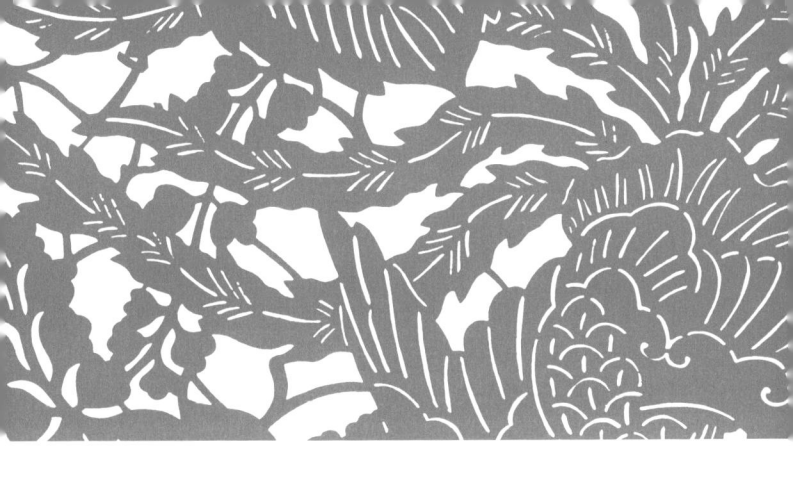

Erst bei den Enkeln
ist man dann so weit,
dass man die Kinder
ungefähr verstehen kann.

Auf die Frage deines Lebens bist du die Antwort. Für die Probleme deines Lebens bist du die Lösung.

Im Alter können wir endlich beginnen, uns selbst zu verstehen.

Man ist nur einmal jung. Aber wie lang dieses eine Mal dauert, das ist die Frage.

Wie die Schwalbe nistet die Fantasie gern an alten Mauern.

Wenn Kinder als Erwachsene so wären, wie es sich früh abgezeichnet hat, dürfte es nur Genies geben.

Johann Wolfgang von Goethe

Verglichen mit der lebendigen, neugierigen und schöpferischen Natur eines Kindes erscheint der durchschnittliche Erwachsene geistesschwach.

Wenn du das Leben genießen willst, entdecke deine kindliche Begeisterungsfähigkeit wieder.

Dass wir wieder werden wie die Kinder, ist eine unerfüllbare Forderung. Aber wir können zu verhüten suchen, dass die Kinder werden wie wir.

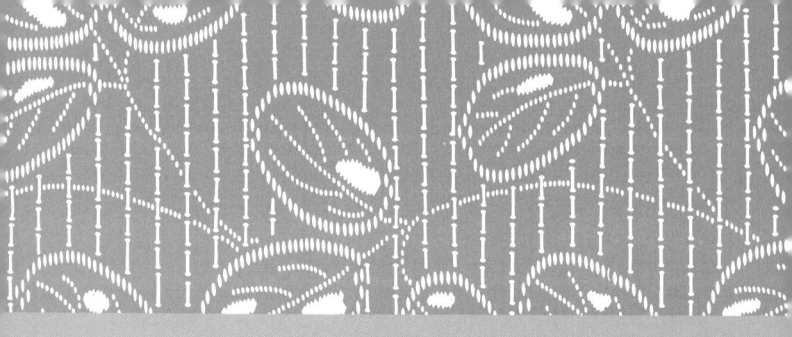

Wissenschaftler sollten eng mit Kindern zusammenarbeiten – wenn sie es täten, wären wir der Entdeckung des Geheimnisses ewiger Jugend näher.

Ein Kind lebt für das Hier und Jetzt, ohne große Pläne für die Zukunft und ohne großes Bedürfnis, an Vergangenem festzuhalten.

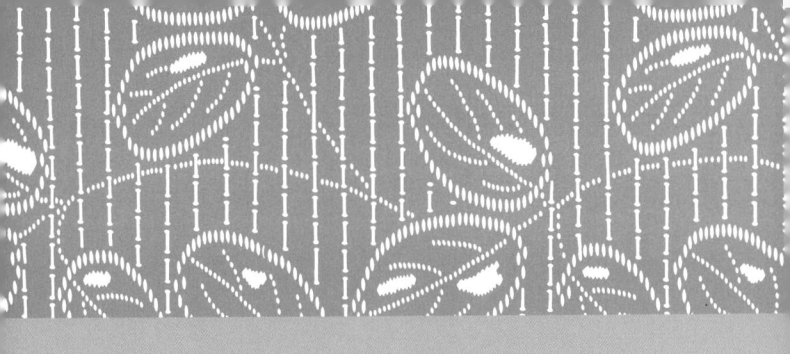

Soweit wir wissen, gehen wir diesen Weg nur einmal. Es liegt an uns, sicherzustellen, dass wir alles aus der uns zugemessenen Zeit herausholen.

Gedächtnis und Wahrheit sind enge Verwandte, selten Zwillinge.

Sei geduldig – koste alles zur Gänze aus.

Steh auf am Morgen und am Abend geh zu Bett. Dazwischen beschäftige dich, so gut du kannst.

Schließe Freundschaften und sei ein guter Freund. Das ist das höchste der dauerhaften Vergnügen.

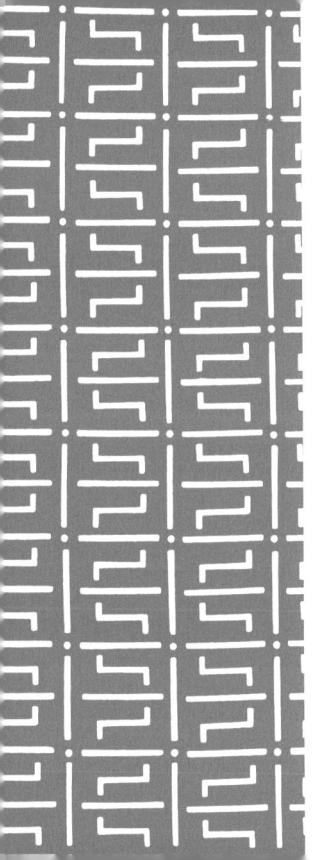

Sei im Berufs- und im Privatleben ehrlich. Glück ist abhängig von Weisheit, Ehre und Ehrlichkeit.

Lebe ein maßvolles Leben. Übertriebener Stolz, ein aufgeblasenes Ego und Prahlerei wirken sich negativ auf unser Wohlergehen aus.

Jage deinem Vergnügen mit Verstand nach. Es gibt kein Vergnügen, das an sich schlecht ist.

Behandle jeden Tag wie ein Geschenk, und schätze ihn um seiner selbst willen.

Meditiere – lass deinen Geist zur Ruhe kommen.

Es ist unklug, das Leben nach dem Zeitbegriff abzumessen. Vielleicht sind die Monate, die wir noch zu leben haben, wichtiger als alle durchlebten Jahre.

Man altert nur von fünfundzwanzig bis dreißig, was sich bis dahin erhält, wird sich wohl auf immer erhalten.

Halte dich nicht mit alten Enttäuschungen auf, mache andere glücklich, und du wirst selber glücklich werden.

Genieße, was du erreicht hast, aber ruhe dich nicht auf deinen Lorbeeren aus. Mache immer neue Pläne. Auf diese Weise hältst du deinen Geist jung.

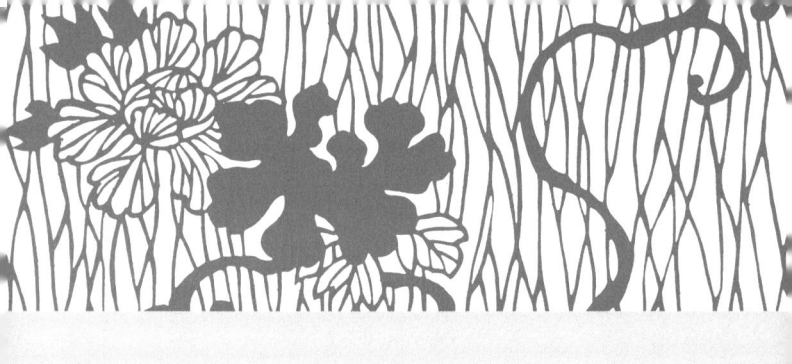

Wenn du noch weißt, wie es ist, ein Kind zu sein, bist du schon auf halbem Weg zum Jungbleiben.

Das Lernen hört nie auf.
Es ist ein lebenslanger Prozess.

Man sollte Fantasie nicht mit
Erinnerung verwechseln.

Vor allem genieße das Leben.

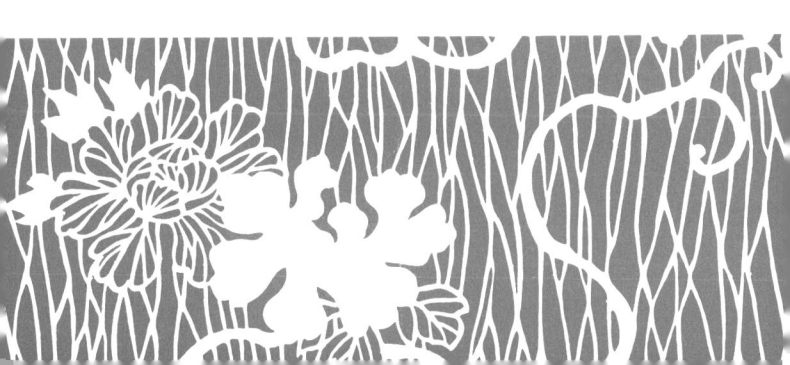

Jede Zeit ist umso kürzer,
je glücklicher man ist.

Sei niemals zu beschäftigt,
um zu spielen – das Leben
ist zu kostbar, um es mit
Ernsthaftigkeit zu
vergeuden.

Wenn man einen Erwachsenen nimmt und die äußere Schicht entfernt, kommt darunter ein Kind zum Vorschein, dass darauf wartet, mit dir zu spielen.

Erhebe dich über die kleinlichen Ärgernisse des Lebens.

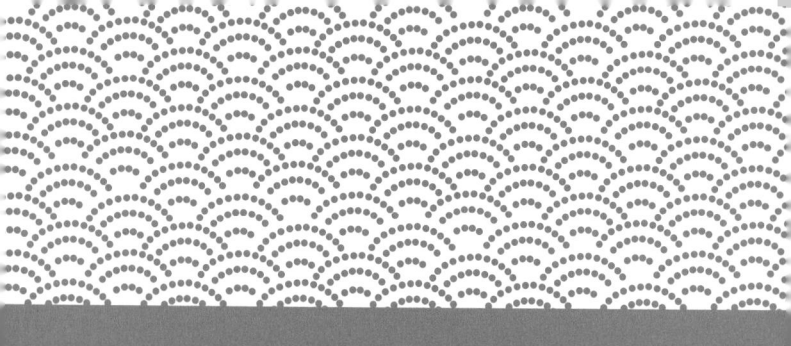

Runzeln tun nicht weh.

Akzeptiere die Tatsache, dass du in Anmut und Würde alterst.

Versuche deiner Schuhgröße, nicht deinem Alter entsprechend zu handeln.

Anmut, die mit Runzeln einhergeht, ist bewunderungswürdig.

Victor Hugo

Man muss keine Jugendfehler mit ins Alter hineinnehmen, denn das Alter führt seine eigenen Mängel mit sich.

Es gibt kein besseres Mittel gegen das Altern als das Lachen.

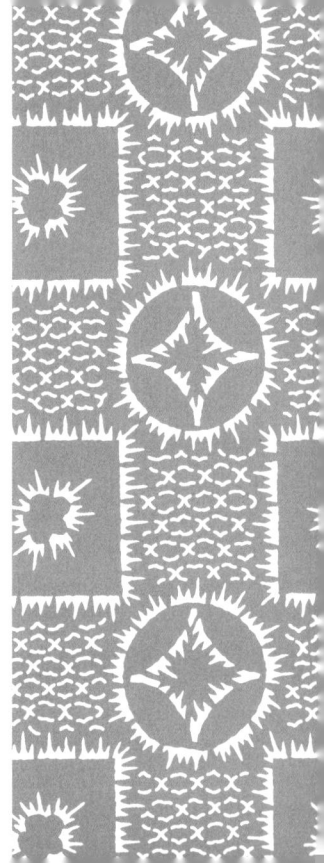

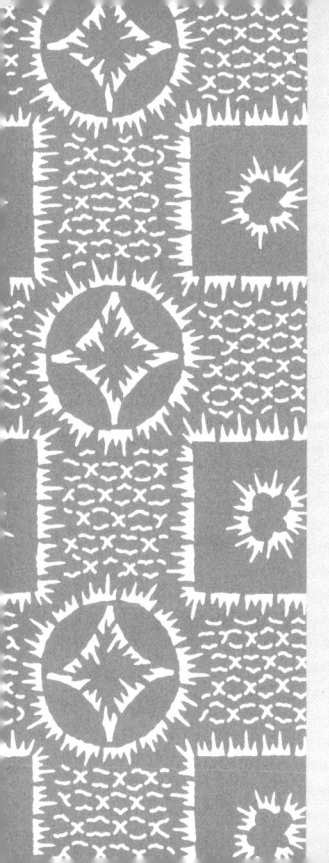

Du kannst die Uhr zurückdrehen, aber versuch nicht, die Zeit zurückzudrehen.

Den Wert eines Menschenlebens bestimmt nicht seine Länge, sondern seine Tiefe.

Alt werden wir erst, wenn das Bedauern an die Stelle unserer Träume getreten ist.